AUTOMATISCH
ABNEHMEN

DR. MED. DOMINIK DOTZAUER

AUTOMATISCH ABNEHMEN

Neustart für deine Essgewohnheiten!

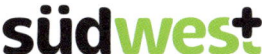

»Von Dominik habe ich noch keine Fettlogik gehört!
Er erzählt kein unrealistisches Blabla,
sondern sagt klipp und klar,
wie der Weg aussieht, um abzunehmen.«

Dr. Nadja Hermann,
Autorin des Spiegel-Bestsellers »Fettlogik überwinden«

INHALT

VORWORT DES AUTORS

Du willst abnehmen. Versucht hast du es schon oft – langfristigen Erfolg hattest du bisher aber nicht?

Das kann sich jetzt ändern: In diesem Buch erfährst du, wie du den »Klick« im Kopf hinbekommst. Denn die Psyche ist entscheidend, um entspannt und dauerhaft Gewicht zu verlieren – nur wenn Kopf und Körper zusammenarbeiten, gelingt dir dein Projekt Wunschgewicht. Wie das konkret funktioniert, erfährst du auf den kommenden Seiten.

Im Theorieteil lernst du, wie wir Menschen ticken und warum es uns oft so schwerfällt, Gewohnheiten zu ändern. Außerdem findest du hier die wichtigsten Infos darüber, welche Nährstoffe dein Körper braucht und was du beachten musst, um gesund und dauerhaft abzunehmen.

Grau ist alle Theorie ohne die konkrete Umsetzung in die Praxis – der zweite Teil des Buches befasst sich genau damit. Wie lege ich am besten los? Was kann ich tun, um am Ball zu bleiben? Welche Lebensmittel helfen mir beim Abnehmen, welche

eher nicht? Die Antworten auf diese und weitere Fragen bekommst du im Praxisteil.

Da wir nun einmal nicht perfekt sind (und es auch gar nicht sein können!), bekommst du Unterstützung bei typischen Ausrutschern. Leckere, einfache Rezepte runden das Buch ab.

Ich habe dieses Buch geschrieben, weil ich selbst erlebt habe, wie schwierig es ist, dauerhaft abzunehmen, ohne ständig gegen die eigenen Impulse anzukämpfen. In meinen Beratungen und Programmen bekomme ich von Teilnehmern für meinen Ansatz viel positives Feedback – besonders für die konkreten und im Alltag umsetzbaren Strategien.

Viel von meinem Wissen, meine Erfahrungen mit Klienten und einige der besten Lösungsansätze – all das findest du in konzentrierter Form in diesem Buch.

Ich wünsche dir viel Spaß beim Lesen – und viel Erfolg beim »automatischen« Abnehmen!

Dein Dominik

ÜBER MICH UND
WARUM SOLLTEST DU WEITERLESEN?

Ich habe es im Vorwort schon angedeutet: Ich weiß genau, wie es sich anfühlt, dick zu sein – schon seit meiner Kindheit. Und was es bedeutet: Ich schämte mich, wurde von anderen Kindern übersehen oder gemobbt, Schulsport war für mich eine Strafe. Warum ich schon als Kind so viel gegessen habe? Dafür gab es viele verschiedene Gründe: Einsamkeit, Frust oder Ärger zum Beispiel – und falsche Informationen dazu, wie Abnehmen wirklich funktioniert. Von meiner Mutter wurde sehr viel »Gesundes« aufgetischt – Vollkornbrot und Amaranth-Müsli –, gebracht hat mir das gar nichts.

Auch die zig Sportarten, zu denen ich gezwungen wurde, haben nichts gebracht. Dafür wurde ich fälschlicherweise beschwichtigt: »Das wächst sich noch aus« wurde mir gesagt. Von wegen.

Mit 17 Jahren beschloss ich, mein Schicksal selbst in die Hand zu nehmen. Ich nahm mir vor, jeden Tag zehn Kilometer zu laufen, noch gesünder zu essen. Und ich setzte es so auch monatelang um. Was passierte? Nicht viel. »Da muss irgendwo ein Fehler sein«, dachte ich mir und begann, im Internet zu recherchieren. Dort stieß ich auf Unmengen von Informationen und Ansätzen – jeder Autor beanspruchte für sich, das einzig wahre oder beste Rezept zum Abnehmen zu haben.

Ich arbeitete mich Stück für Stück voran und lernte, wichtige und hilfreiche Informationen von Unsinn zu unterscheiden – und Experten von Betrügern. Wie bei einem Puzzle setzte ich die einzelnen Stücke zusammen und machte mir so ein Gesamtbild, das einen Sinn ergab.

Um mein Wissen weiter zu vertiefen, studierte ich Medizin. Erstaunlicherweise lernt man im Medizinstudium nur wenig über die richtige Ernährung und wenn, dann sind die Ansätze oft veraltet oder falsch. Auch

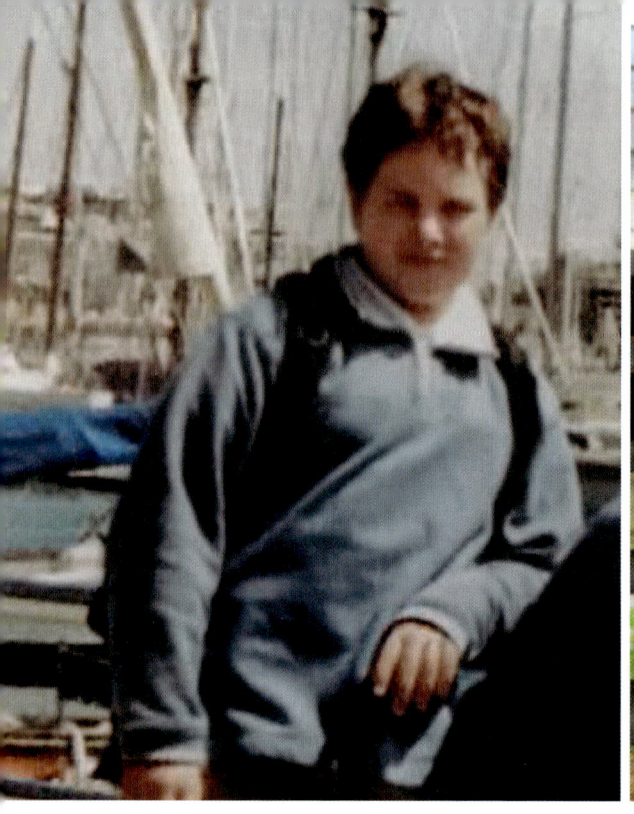
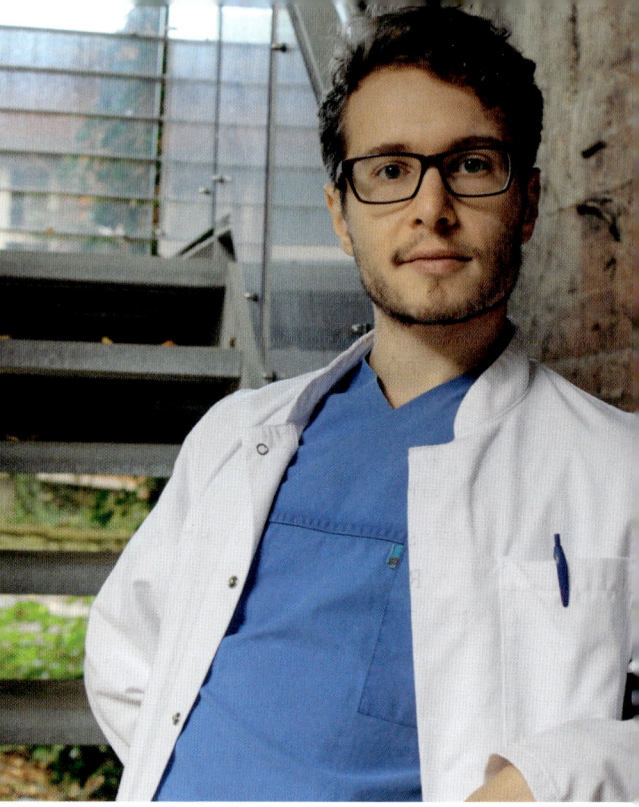

wie wichtig die Psyche bei einer Ernährungsumstellung ist, wird meist unterschätzt. Genau darum geht es in meiner Doktorarbeit zur Psychologie der Verhaltensänderung. Promoviert habe ich fünf Jahre lang am Athleticum, dem Kompetenzzentrum für Sportmedizin des Universitätsklinikums Hamburg-Eppendorf.

Schon während meines Medizinstudiums habe ich evidenzbasierte Artikel und Anleitungen zu Ernährung, Kraftsport und Medizin veröffentlicht. Diese Artikel wurden von Hunderttausenden Lesern jeden Monat gelesen und viele davon sind jetzt gesammelt auf meiner Website www.drdotzauer.de frei lesbar. Warum dann dieses Buch? Weil du darin in kompakter, leicht verständlicher und sofort umsetzbarer Form mein gesammeltes Wissen findest. Und ich dir damit helfen möchte, die Klarheit und Kontrolle über Abnehmen und deinen Körper zu bekommen.

Du kannst dein Wunschgewicht auf gesunde Weise und ohne unnötige Quälerei erreichen. Du wirst das schaffen, wenn du:

- **volle Verantwortung für dein Verhalten** übernimmst,
- **Klarheit** darüber hast, was wirklich stimmt und auch gut funktioniert,
- das so im **eigenen Leben umsetzt**,
- bei **Rückschlägen**, die unweigerlich kommen (zum Beispiel als Fressattacken, Frust oder Stress), weitermachst, reflektierst und Lösungen findest,
- dir **Hilfe** holst, falls du alleine nicht weiterkommst.

So wie letztlich in fast jedem Lebensbereich. Das habe ich selbst so erlebt und beobachte ich so auch regelmäßig bei Klienten, Patienten und Freunden.

WIE DU MEHR AUS DIESEM BUCH HERAUSHOLST

Lies es einmal durch. Mache dir dabei Notizen zu den wichtigsten Problemen, die du immer wieder erlebst. Wahrscheinlich wirst du einiges lesen und denken: »Das kenne ich schon«, oder: »Das sollte ich mal ausprobieren.« Vermutlich wirst du aber trotzdem nichts davon wirklich anders machen. Helfen kannst du dir nur, wenn du etwas anders machst als vorher.

Gleiche deswegen ganz bewusst das, was du hier liest, mit dem ab, was du wirklich machst. Wenn du etwas findest, dann schreibe dir mit einem Stift auf Papier auf, wie du es umsetzen könntest, und probiere es dann aus. Das ist natürlich anstrengender und unangenehmer, als nur zu lesen und dazu zu nicken. Aber nur das funktioniert.

Bei der Umsetzung kannst du immer wieder in das Buch schauen, wenn du feststeckst und Rückschläge erlebst. Dieses Buch zeigt dir viele Möglichkeiten dazu, dauerhaft und einfacher abzunehmen. Willst du sie nutzen?

ABNEHMEN NACH DR. DOTZAUER – MIT SYSTEM

Mehr bewegen und weniger essen klappt einfach nicht für dich.

Entweder du brichst frustriert, hungrig und genervt ab.

Oder du schaffst es, schlank zu werden, nur um wieder zuzunehmen.

Woran liegt das? Bist du zu faul und undiszipliniert?

Oder bist du genetisch einfach nur dazu verdammt, dick zu sein?

Was wäre, wenn das anders wäre?

Stell dir vor, du hättest wirklich Kontrolle über deinen Körper und dein Gewicht. Du würdest dich beim Essen frei fühlen und dabei auch noch automatisch abnehmen. Du wärst schlank und bliebest es auch mühelos.

Das geht, wenn du mit System abnimmst.

So als wärst du ein Pilot, der sein Flugzeug steuert. Am Anfang muss man viel lernen, aber irgendwann fliegt man auf Autopilot und kommt sicher ans Ziel.

Viele von uns steuern ihr Verhalten nicht so, dass sie mit so wenig Mühe wie möglich abnehmen können und ihr neues Gewicht automatisch halten können.

Denn viele der Instrumente sind unsichtbar. Und wir haben oft weder eine gute Einweisung bekommen noch ein tolles Handbuch parat.

Sobald du verstehst, was diese Hebel und Knöpfe machen, dann kannst du sie auch in der richtigen Reihenfolge betätigen. Und schon wechselt das Flugzeug den Kurs dahin, wo du wirklich hinwolltest.

Du verlegst den Fokus von deinem Gewicht und Aussehen zu dem, was du tust.

Das ist für jeden machbar – egal, welche Gene du hast, egal, was du in der Vergangenheit erlebt hast. In diesem Buch zeige ich dir nicht den einen Weg, der für alle am besten funktioniert. Stattdessen findest du raus, was wirklich nötig ist und wie du das für dich persönlich umsetzen kannst. Das Richtige zu tun wird mit der Zeit zum Selbstläufer – und die richtige Lebensweise führt mit der Zeit ganz automatisch, quasi nebenbei, zum gewünschten Gewicht.

Die Methode beruht auf folgenden Prinzipien:

- **Das richtige Wissen** – verstehe die echten Zusammenhänge beim Abnehmen und wie du dich änderst.
- **Körperliche und psychologische Lösungen** für Situationen, an denen Abnehmen regelmäßig scheitert – Kopf und Körper sind beide entscheidend.
- **Schlüsselmomente nutzen** oder herbeiführen, um dich zu verändern.
- **Deinen richtigen Weg finden** – statt den »einen richtigen Weg«, der angeblich der einzig richtige sei und für alle funktioniert.
- **Fähigkeiten erlernen** und dann mit **Gewohnheiten automatisieren**.

I. DIE THEORIE:
DAS RICHTIGE WISSEN

Mit dem richtigen Wissen wird dir klar sein, warum du noch nicht schlank bist, warum die einen so diszipliniert dranbleiben und andere immer wieder schwach werden – und wie wenig wirklich wichtig ist, um abzunehmen. Einiges könnte dich überraschen und deine Sichtweise verändern.

WARUM BIST DU NICHT SCHLANK?
UND SO GEHT'S AUTOMATISCH

Warum bist du nicht schlank? Fiese Frage, oder? Sie ist aber nicht böse gemeint. Denn wenn du abnehmen willst, ist die Antwort total wichtig. Abnehmen ist leider nicht nur »sich entscheiden, weniger Kalorien zu essen und mehr zu verbrauchen«. Denn unser Körper will überleben und »schrumpft« nicht freiwillig.

Essen ist wie atmen. Es ist ein biologischer Trieb. Unser Körper lechzt nach Kalorien, Eiweiß und Nährstoffen, denn sie halten ihn am Leben. Aus diesem Grund laufen viele »Programme« in deinem Gehirn ab, die du nicht einfach ab- oder umschalten kannst, die aber sehr nützlich sind.

Warum? Stelle dir einmal vor, du könntest einfach die Luft anhalten und würdest vergessen weiterzuatmen. Du würdest einfach tot umkippen. Dein Atemreflex bewahrt dich davor. Beim Essen versuchen wir oft genau das – einfach aufhören. Dieser radikale Schritt führt allerdings zu Fressattacken statt zu einem dauerhaft schlanken und gesunden Körper

und macht uns mürbe, da wir ständig gegen unsere eigenen, natürlichen Impulse ankämpfen. Wenn du abnehmen möchtest, stehst du vor allem vor zwei Problemen:

1 Du bist verunsichert, weil Ernährung, Abnehmen und Sport so komplex wirken. Es scheint so, als wären ganz viele Dinge wichtig, die man alle gleichzeitig befolgen sollte. Dabei sind es nur wenige Dinge, die wirklich eine Rolle spielen – du findest sie in diesem Buch.

2 Oder du hattest schon einige Erfolge, aber fällst immer wieder in alte Muster zurück und nimmst wieder zu. Da ist es kein Wunder, wenn du daran zweifelst, ob du es jemals schaffen wirst, dein Wunschgewicht zu erreichen und dauerhaft zu halten. Viele Menschen sind in diesem Kreislauf aus Verzweiflung, Vermeidung und Hoffnungslosigkeit gefangen. Auch dafür gibt es Lösungen in diesem Buch.

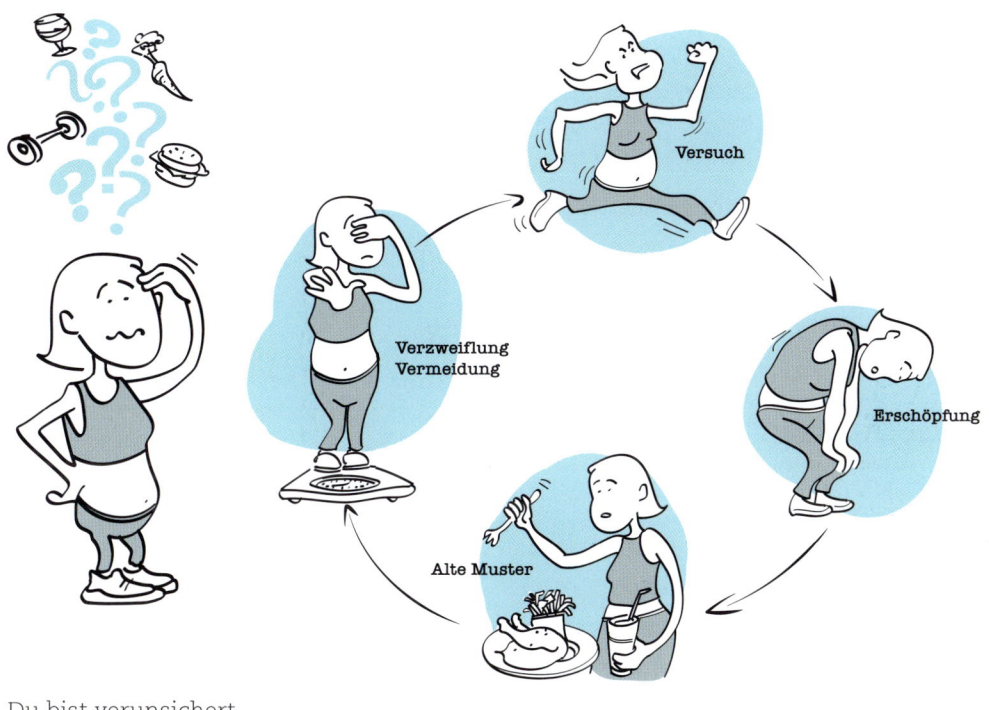

Du bist verunsichert.

Um schlank zu werden, brauchst du also:

1 Das richtige Wissen, wie du langfristig die wichtigen Dinge in deinem Leben sehr konsequent und möglichst leicht **umsetzen** kannst.

2 Erprobte Methoden, um Rückschläge zu überwinden.

Es ist möglich: Jeder kann schlank werden. Du kannst abnehmen, deine Blockaden lösen, dein Verhalten ändern und dadurch dauerhaft schlank werden. Denn es ist eine Frage der Herangehensweise und wie du mit Hürden und Widerständen, die dir auf deinem Weg immer wieder begegnen werden, umgehst.

Warum schaffen es manche Menschen, schlank zu werden und auch zu bleiben? Sie machen tagtäglich **automatisch** das Richtige. Sie haben ein System aus Ernährung, Sport und Verhaltensweisen gefunden, das für ihre Persönlichkeit, ihren Alltag und ihre Voraussetzungen funktioniert. Davon kannst du lernen.

Wie veränderst du dich? Indem du die typischen Fehler kommen siehst und vermeidest. Und indem du dich auf das fokussierst, was dir persönlich viel bringt.

Typische Fehler sind:

- **Zu viel auf einmal ändern:** eine zu harte Diät, Restriktionen, zu strenge Regeln, Perfektion von sich erwarten – oft, um die Lebensweise davor »wiedergutzumachen«.
- **Falsche Herangehensweise:** zu viel Sport, Friss die Hälfte (FDH), ohne Plan einfach viel machen.
- Die **Psyche ignorieren:** Menschen, die abnehmen und ihr Gewicht halten, arbeiten mit ihren Bedürfnissen, ihrer Vergangenheit und ihrer Persönlichkeit. So verhalten sie sich automatisch richtig und müssen nicht ständig gegen innere Widerstände ankämpfen.
- Das **Umfeld ignorieren:** Das gilt sowohl für dein soziales Umfeld (Freunde, Familie, Kollegen, Veranstaltungen) als auch für dein physisches (welche Lebensmittel es zum Beispiel zu Hause oder bei der Arbeit gibt).

Erfolgreich abnehmen heißt vor allem: Verantwortung für dich und deine Resultate zu übernehmen. Um das zu schaffen, ist es deine Aufgabe, sinnvolle Tipps und Ratschläge zu verinnerlichen und zu adaptieren.

Sonst bleibst du abhängig von der nächsten Diät, vorgefertigten Rezepten oder dem nächsten Guru. Nach deren Programmen und Diäten bist du keinen Deut schlauer und der Jo-Jo-Effekt ist vorprogrammiert.

Mit dieser Selbstverantwortung und dem richtigen Hintergrundwissen brauchst du keinen vorgegebenen Fahrplan mehr zu befolgen – du machst dir deinen eigenen Fahrplan.

Dieses Buch beinhaltet:

- Eine andere Sichtweise aufs Abnehmen: Statt »einfach zu wollen«, verbesserst du dein eigenes System.
- Die aktuelle Faktenlage zum Abnehmen und welche Rolle gesunde Ernährung dafür wirklich spielt.
- Leitlinien zur Umsetzung: was du praktisch tun kannst.
- Ratschläge, die dir bei typischen Ausrutschern und Problemen helfen.

WILLENSKRAFT UND SCHWACH WERDEN

Warum werden wir immer wieder schwach und machen nicht das, was wir uns vorgenommen haben? Warum sind die einen so diszipliniert und andere werden immer wieder schwach? Wie kann man stark bleiben und das durchziehen, was man sich vorgenommen hat?

Es gibt die Leute, die ...

- immer zum Sport gehen,
- diszipliniert auf ihre Ernährung achten,
- früh ins Bett gehen,

und es gibt Leute, die ...

- nur ein paarmal zum Sport gehen und dann ihre Studiomitgliedschaft ungenutzt weiterlaufen lassen,
- immer wieder eine neue Diät/Ernährungsform anfangen und nach zu vielen Ausnahmen wieder aufgeben,
- viel zu lange abends im Internet surfen, spielen oder sich etwas anschauen – die ganze Zeit mit schlechtem Gewissen, denn sie wissen, dass sie morgen wieder früh und übermüdet aufstehen werden.

Wo ist der Unterschied? Eigentlich muss man doch nur etwas durchziehen. Das machen, was man sich vorgenommen hat. Entweder man will etwas (und dann tut man es auch) oder man will es einfach nicht genug. Aber: Oft nimmt man die ganzen unsichtbaren Barrieren, die einen daran hindern, etwas durchzuziehen, gar nicht wahr.

Ob und wie leicht wir etwas tun, hängt nicht nur von unserer Willenskraft ab, sondern wird auch stark von Gewohnheiten und unserer Umwelt bestimmt. Das belegte auch eine von Hofmann und Baumeister durchgeführte Studie, in der die jeweiligen Umstände stark beeinflussten, welche Wünsche und Impulse in die Tat umgesetzt wurden.[1] Um das besser zu verstehen, stelle dir einmal Folgendes vor: Zwei Menschen müssen von Punkt A nach Punkt B.

Für den Menschen, den wir als diszipliniert wahrnehmen, gleicht der Weg einer geraden, gut ausgeleuchteten, befestigten Straße. Unsere Person kennt die Gegend wie ihre eigene Hosentasche und legt den Weg zurück, während sie in Gedanken ganz woanders ist.

Für den »schwachen« Menschen hingegen ist es ein ungerader, ziemlich unbekannter, wilder Pfad – direkt durch den Urwald, über Geröll und an Schlangengruben vorbei. Unsere Person klettert vorsichtig den Weg entlang – da rutscht sie fast in ein Loch! Puh, gerade noch festgehalten! Danach ist sie ziemlich erledigt. Zwar glücklich, dass sie es geschafft hat, aber das nächste Mal diesen Weg zu gehen, wird wieder eine Überwindung sein.

Der Weg von A nach B ist also für beide Personen ganz unterschiedlich anstrengend, aus verschiedenen Gründen.

Derjenige, der seine Studiomitgliedschaft zum Beispiel nicht mehr nutzt, ist nicht einfach »schwach«, sondern …

1 … hat oft keinen interessanten Plan oder ist unsicher, ob das alles so stimmt und in die richtige Richtung geht,

2 … kennt niemanden im Fitnessstudio, den er treffen will,

3 … liest und recherchiert nicht viel zu Übungsausführung und Training (denn wie beim Weingenießen »schmeckt« das Training auch besser, wenn man mehr darüber weiß),

4 … muss sich jedes Mal aktiv dafür entscheiden, direkt nach der Arbeit zum Sport zu gehen – es ist noch keine Gewohnheit geworden.

Wenn du dich in diesen Beschreibungen wiedererkennst, bist du also nicht einfach »schwach«, du hast nur noch nicht den richtigen Weg für dich gefunden.

Wie schaffst du das? Du kannst einen befestigten Pfad anlegen. Löcher zuschütten. Dir eine Karte von anderen besorgen, die diesen Weg schon gemeistert haben. Mit anderen zusammen gehen.

Eine leichtere Route gehen: zum Beispiel nicht perfekt »clean«/»gesund« essen oder ein mörderhartes Sportprogramm zum Abnehmen durchziehen – sondern bei jeder Mahlzeit genügend Eiweiß (im Anhang findest du Listen eiweißreicher Lebensmittel) und Ballaststoffe essen, Krafttraining machen und Spaziergänge in deinen Tagesablauf einbauen.

Und du kannst ...

- Denkweisen, die dich sabotieren, hinterfragen und verändern. Wir haben alle mal Lust, vom Plan abzuweichen, und sind deswegen nicht als Person »schwach«.
- die Umwelt auf die eigene Seite bringen, zum Beispiel nur das Richtige zu essen im Haus zu haben und dich vorher informieren, welche Alternativen unterwegs jederzeit zu bekommen sind.

Das Schöne ist: Das gilt für fast alle Formen von Verhalten.

Wenn man das also in einem Lebensbereich (zum Beispiel Arbeit, Hobby, Projekte) schon einmal so gemacht hat, kann man sich auch in anderen Bereichen Stück für Stück einen besseren Weg bauen.

Übrigens: Menschen, die sich als besonders willensstark einschätzen, setzen sich tatsächlich oft weniger Versuchungen aus, auch das zeigt die aktuelle Forschung. Sie finden Wege, die Versuchung anders zu sehen (zum Beispiel weniger attraktiv) oder sie komplett zu vermeiden. Der richtige Weg ist deshalb schon vorher entschieden und wird nicht spontan eingeschlagen. Das kannst du auch. Denn das sind Fähigkeiten, die du dir selbst Stück für Stück erarbeiten kannst.

VON »MÜSSEN« ZU »WOLLEN«

»Du musst zum Sport.« – »Du darfst nicht so viel essen.« – »Das solltest du nicht machen.« Wie fühlst du dich, wenn du das liest? Bedrückt und eingeengt vermutlich. Vielleicht sogar trotzig und du willst das Gegenteil machen. Niemand wird gerne zu etwas gezwungen. Wir wehren uns intuitiv dagegen – auch wenn es vielleicht langfristig gut für uns wäre, so zu handeln. In der Psychologie nennt man das »Reaktanz«: eine Abwehrreaktion auf wahrgenommene Einschränkungen. Eventuell redest du auch so mit dir selbst bei vielen deiner Vorhaben. Dann passiert meistens das Gleiche: Wir tun nicht das, was nötig ist, um erfolgreich zu sein. Wir finden Ausreden. Wir versuchen, dem zu entkommen. Wir argumentieren mit uns. Aber das ist Selbstsabotage. Sehr viele Menschen würden gerne abnehmen. Sie versuchen, sich selbst dazu zu zwingen. Dabei wissen wir, wie schlecht es funktioniert, jemanden durch Zwang zu verändern.

Das, was viele Menschen erleben, die viel und dauerhaft abgenommen haben, ist ein »Klick« im Kopf, wie ein Schalter, der sich umlegt. Ab diesem Punkt weißt du, dass du so nicht mehr weitermachen willst. Du bist fest entschlossen, dich zu ändern. Dann **musst** du nicht mehr, sondern du **willst**.

Es ist ein bisschen wie beim Seilziehen. Es zieht der eine Teil in dir nach links, während der andere Teil dagegenhält. Wenn du mit dir selbst auf einer Seite wärst, dann zöge alles an einem Strang und es ginge mit einem Ruck voran.

Die Frage lautet also: Wie kommst du von »müssen« zu »wollen«?

Es gibt drei häufige Probleme, die dich daran hindern zu »wollen«:

1 Keine Verantwortung für deine Handlungen übernehmen.

2 Schmerz vermeiden, statt als Antrieb zu verwenden.

3 Wie du mit dir sprichst (dein innerer Dialog).

1. Keine Verantwortung übernehmen

Jemand, der nicht die volle Verantwortung übernimmt, findet Ausreden: »Ich mag das und das nicht«, oder: »Ich weiß einfach nicht, wie ich meine empfohlene Eiweißmenge täglich schaffen soll.«

Da hört dann schon jede Veränderung auf.

Bei anderen fällt uns sofort auf, wenn sie keine Verantwortung übernehmen, bei uns selbst ist das wesentlich schwieriger. Die Kunst, etwas dauerhaft ändern zu können, besteht darin, diese Ausreden bei sich selbst zu entdecken und bewusst Verantwortung zu übernehmen.

Das Leben ist kein Film – niemand wird kommen und deine Probleme für dich lösen. Aber es gibt jemanden, der dein Bestes im Sinn hat und rund um die Uhr für dich da ist: **du selbst**. Wenn du für dich und deine Probleme die volle Verantwortung übernimmst, gewinnst du die Kontrolle.

Das machst du, indem du deine Entscheidungen erkennst und sie bewusst triffst. Dann wird aus einer unüberwindbaren Barriere auf einmal ein Hindernis, das du überwinden oder umgehen kannst.

Du kannst es jetzt direkt üben.

So ziehst du die Verantwortung »nach innen«:

- Worüber jammerst du in letzter Zeit und wo siehst du dich als das Opfer deiner Umstände?
- Probiere den Gedanken aus, dass du alleine für dein Leid verantwortlich bist.
- Frage dich: **Was kannst du tun, um deine aktuelle Situation zu verbessern?**

Sobald du die Verantwortung für dich und die Kontrolle übernimmst, geht es vorwärts. Du handelst und bemerkst Veränderungen. Du merkst, dass es klappt. Du traust dir mehr zu. Du kommst in eine Aufwärtsspirale, bei der es dir immer leichter fällt, Verantwortung für dich zu übernehmen und zu deinen Gunsten zu handeln.

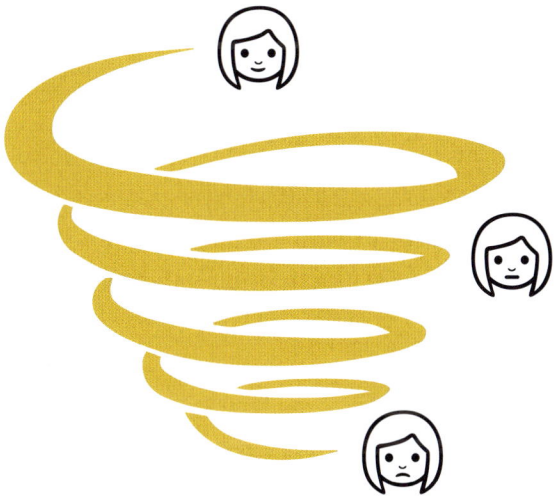

Die Aufwärtspirale durch mehr Selbstverantwortung.

2. Schmerz vermeiden statt als Antrieb nutzen

Wir leiden. Jeden Tag. Woran? An allem, was uns Probleme macht.

Du weißt spätestens seit dem ersten Kapitel: Für eine größere Veränderung ist oft eine Krise nötig. Ein Schlüsselmoment oder ein »Jetzt reicht's!«-Moment. So ein Anstoß ist oft sehr persönlich.

Gleichzeitig sind sich diese Schlüsselmomente sehr ähnlich: Auf einmal ist der Schmerz größer als der Widerstand, dich zu ändern.

Solche Schlüsselmomente können zum Beispiel so aussehen:

- Du fandest dich auf Fotos, die dein Freund/deine Freundin von dir gemacht hat, zu dick oder richtig hässlich.
- Du bist von jemandem abgelehnt worden, in den oder die du verknallt warst.

25

- Du hast dich nackt im Spiegel gesehen.
- Die Waage war echt fies zu dir und du hattest einen richtigen Heulkrampf.
- Beim Arzt wurde bei dir ein Bandscheibenvorfall diagnostiziert. Der Arzt sagt dir, dass es an deinem Übergewicht liegt.
- Jemand in deinem Umfeld ist an den Folgen von Übergewicht gestorben und du hast Angst, dass es dich auch treffen könnte.

Während manche Menschen bei einem solchen Ereignis anfangen, das Leben umzukrempeln, bleiben andere bei den alten Gewohnheiten. Sie finden Wege, solche Gedanken wegzudrücken oder zu vermeiden. Sonst wären sie den Tag über nur noch mit ihren Problemen und negativen Gefühlen belastet.

Du weißt vielleicht, dass du übergewichtig bist, aber du verdrängst das. Du achtest beim Fotografieren automatisch auf den richtigen Winkel, der dich schlanker erscheinen lässt, oder du vermeidest Fotos komplett. Genau das hindert dich aber an der Veränderung. Und genau da liegt auch die Lösung. Du kannst diesen Antrieb nutzen.

Frage dich: **Wie genau und warum leidest du?** Nur wenn du dir diese Frage ehrlich beantwortest, ermittelst du **deine** persönlichen Gründe und kannst etwas ändern.

Ganz wichtig dabei: Finde deine Gründe.

Nicht die »Man sollte«-Gründe wie: »Man sollte« auf seine Gesundheit achten, oder: »Man sollte« seinen Kindern ein Vorbild sein.

3. Wie du mit dir sprichst – dein innerer Dialog

Der genaue Wortlaut macht einen großen Unterschied. Ob du »musst« und »solltest«, fühlt sich anders an als du »kannst« und »willst«, stimmt's?

Frage dich also: »Will ich das wirklich?« Dabei kannst du bewusst akzeptieren, dass es nervig und anstrengend sein kann. Einzelne Teile deines Vorhabens kannst du ruhig schlimm finden, solange du es in der Summe gut und richtig findest.

Diese Entscheidung kannst du bewusst treffen und dir selbst sagen, was du »willst« und »kannst«.

IDENTITÄT UND SELBSTWAHRNEHMUNG

»Ich bin kein Sportler.«
»Ich bin zu faul.«
»Ich bin kein Koch.«
»Ich kann mich beim Essen einfach nicht kontrollieren.«

Das sind alles Überzeugungen, wer man sei. Objektiv gesehen sind das aber alles Dinge oder Verhaltensweisen, die man erlernen oder verbessern kann.

Allerdings betrachtet unser Gehirn die Welt und unser Leben nicht objektiv. Wir erzählen uns selbst kontinuierlich eine Geschichte, wer wir sind und wer wir sein könnten.

Diese tief sitzenden Überzeugungen wirken oft wie eine **Sperre**.

Du fängst erst gar nicht an mit einem Vorhaben, weil du absolut überzeugt bist, dass du das sowieso nicht kannst.

Du bist eben so.

Oder du versuchst dich zu ändern, aber fällst immer wieder zurück in alte Muster. Irgendwann, nach vielen gescheiterten Versuchen, gibst du auf und beschließt auch: »Ich bin eben so.«

Du stehst dir selbst im Weg. Wenn du es schaffst, **dein Selbstkonzept zu ändern**, sind **deine Vorsätze auch von Dauer**.

Dann arbeiten sie **für dich** statt **gegen dich**.

Denn ein Sportler macht Sport. Jemand, der gesund und in den richtigen Mengen isst, isst gesund und in den richtigen Mengen.

Dafür ist es notwendig, dass du dich als Person veränderst. Aber wie veränderst du dich dauerhaft? Wie kommst du zu der felsenfesten

Überzeugung, ein anderer Mensch zu sein?

Was dabei ungemein hilft, ist, sich an Folgendes zu erinnern: Du hast dich eigentlich schon oft verändert! Denn: Bist du noch die Person, die du als Kind warst?

Wahrscheinlich nicht, oder? Du hast viele Dinge in deinem Leben schon gemeistert – sei es bei der Arbeit oder privat. Du hast schwierige Situationen überstanden, dich aus Krisen herausgekämpft, Ziele erreicht.

Das kann zum Beispiel deine geschaffte Ausbildung gewesen sein, wie das Abitur, das Studium oder die Lehre. Dabei hast du Ängste überwunden und trotz Widerständen letztlich Erfolg gehabt. Dabei bist du Stück für Stück auch ein anderer Mensch geworden. Und das war bestimmt nicht leicht.

Genauso ist es beim Abnehmen.

Das Überwinden deiner inneren Widerstände, das Ausprobieren neuer Dinge und die Anstrengung, die du dabei empfindest, zeigen dir, dass du dich gerade veränderst.

Und das Tolle ist: Es ist nur am Anfang so anstrengend. Wie bei einer chemischen Reaktion braucht es eine Aktivierungsenergie, um sich zu verändern, eine Initialzündung sozusagen. Sobald du den Erfolg erlebt hast und dich sicher in deinem neuen Verhalten fühlst, geht es automatisch weiter voran.

Achtung, Falle: Affirmationen

Um dich als Person zu verändern, werden in Ratgebern oft Affirmationen empfohlen. Du stellst dich vor den Spiegel und sagst dir: »Ich bin ein liebenswerter Mensch.« Oder du sagst dir immer wieder: »Ich bin schlank.« Oder du liest dir selbst immer wieder vor: »Ich bin ein Athlet. Ich bin ein Sportler.«

Das kann funktionieren und dich in deinem Selbstbild bestärken. Aber leider nur, wenn du daran glaubst. Bei Menschen, die genau das Gegenteil glauben, haben solche Affirmationen sogar einen negativen Effekt.[2] Menschen mit einem geringen Selbstwert, die sich sagen, dass sie eine liebenswerte Person sind, fühlen sich danach schlechter. Dieser eigentlich positiv wirkende Ratschlag kann also nach hinten losgehen – und das auch noch, wenn du ihn am meisten gebrauchen könntest.

Die Alternative:
Neugier und Zweifel
für sich nutzen

Sei neugierig! Frage dich: Was wäre, wenn du doch anders sein kannst?

Statt zu versuchen, dir einzureden, dass du jemand anderes wärst: Bringe die Zweifel auf deine Seite und nutze sie für dich.

Denke daran, dass du dich über die Jahre immer wieder verändert hast. Könnte es nicht sein, dass das wieder klappt? Was wäre, wenn du etwas Neues ausprobieren würdest? Du wirst anfangs nicht überzeugt sein, dass du dich so verändern kannst. Das ist ganz normal. Probiere das, was du hier lernst, Schritt für Schritt aus.

Rechne damit, dass du Ausrutscher haben wirst (über Ausrutscher und wie du damit umgehen kannst, findest du im entsprechenden Kapitel hilfreiche Ratschläge und eine erprobte Anleitung).

Beweise dir selbst, dass du dich wirklich verändern kannst, mit deinen neuen Erfahrungen und deinen Resultaten. Dann verändern sich auch deine Identität und deine Selbstwahrnehmung.

SYSTEM VERSUS ZIELE:
WARUM ABNEHMZIELE GEFÄHRLICH SEIN KÖNNEN
UND WAS DU STATTDESSEN TUN KANNST

»Du solltest dir ein Ziel setzen!«, liest du in vielen Ratgebern. Aber was passiert, nachdem du dir zum Beispiel vorgenommen hast, zehn Kilogramm abzunehmen?

Am Anfang läuft es super, du schmeißt dich mit viel Motivation ins Rennen, du kommst deinem Ziel immer näher! Aber dann: Die Waage weigert sich, dir einen Fortschritt zu zeigen. Es kommt etwas dazwischen. Die Motivation schwindet. Die Energie lässt nach. Das Ziel erscheint auf einmal so weit weg. In dir macht sich Enttäuschung breit und der innere Druck steigt. Wäre es nicht besser, wenn das anders wäre? Das kann es – wenn man auf Systeme statt auf Ziele setzt.

Denn feste Ziele haben mehrere Nachteile beim Abnehmen:

1 Du hast keine wirklich direkte Kontrolle über deine Abnahme.

2 Die Ziele sind teilweise schwer messbar.

3 Sie haben emotionale Konsequenzen zur Folge, wenn du sie nicht erreichst.

4 Sie beinhalten keine langfristige Lösung.

1. Du hast oft keine direkte Kontrolle

Abnehmen an sich ist ein schwieriges Ziel. Es ist nämlich nur indirekt erreichbar. Du kannst beeinflussen, wie du lebst, aber das Fett nicht einfach »abwerfen« – okay, vielleicht, wenn du dir einen Arm abschneidest.

2. Sie sind teilweise schwer messbar

Es ist wirklich schwer, sich realistische Ziele beim Abnehmen zu setzen. Dein Gewicht schwankt durch Darminhalt, Wassereinlagerung oder Glykogeneinlagerung schnell um mehrere Kilogramm. Du kannst leicht um ein bis zwei Kilogramm zunehmen, während du eigentlich Fett verloren hast. Gerade wenn du dir aktuell viel Stress machst, jetzt sofort dein Abnehmziel zu erreichen.

3. Emotionale Konsequenzen, wenn du deine Ziele nicht erreichst

Was ist, wenn du dein Ziel, zum Beispiel die zehn Kilogramm abzunehmen, nicht erreichst? Was, wenn du nur sieben Kilogramm geschafft hast? Entweder schmeißt du jetzt hin, weil du nicht erfolgreich warst, oder du benutzt eine extreme Methode, um doch noch dein Ziel zu erreichen.

Wenn du hinschmeißt, verlierst du unnötig den Glauben an dich selbst – dabei hast du Fortschritte gemacht. Du bist nur hinter deinen Erwartungen zurückgeblieben. Aber wie hättest du das vorhersagen können? Statt dich über deinen Fortschritt zu freuen, bist du niedergeschlagen.

Mit einer extremen Methode kannst du dir leicht schädliche Muster antrainieren. Hart und diszipliniert zu sein bringt viel, wenn du direkte Kontrolle über das Ergebnis hast.

Das ist beim Abnehmen aber leider nicht so.

Stelle dir vor, du hättest einen Chef, der dich immer wieder böse kritisiert, wenn du dich wirklich anstrengst und alles richtig machst, aber das hochgesteckte Ziel nicht erreichst. Du würdest zu deinem eigenen Besten kündigen.

4. Keine langfristige Lösung

Gehen wir einmal davon aus, dass du dein Abnehmziel tatsächlich erreichst. Was passiert, wenn du dein Ziel erreicht hast? Ahhhh … du entspannst dich. Und du isst wieder »normal« (= wie vorher) und hörst

vielleicht auch mit Sport auf. Und deswegen nimmst du wieder zu.

Ziele haben trotzdem ihren Platz

Ziele sind nicht an sich schlecht. Sie helfen dir, eine Richtung festzulegen, und können als Fristen kurzfristig motivierend sein. Die Spannung, die aus »Ich bin hier« und »Hier will ich hin« entsteht, kann dich nach vorne katapultieren.

Aber Ziele können eben auch überwältigend und demotivierend sein. Sie können zum »Schummeln« anregen. Du kannst dich mit ihnen so unter Druck setzen, dass du wie gelähmt stecken bleibst oder dich zu Ausrutschern verleiten lässt. Setze dir also gerne ein Ziel, aber überprüfe, wie du dich fühlst und wie es sich auf deine Umsetzung auswirkt. Pass es bitte an, falls du dich überfordert fühlst oder du merkst, dass du anfängst, dumme Dinge zu tun.

Warum zum Abnehmen Systeme besser sind als Ziele

Systeme sind das Zusammenspiel aus deiner Umwelt, deinem Körper und deinem Verhalten – also wie du lebst, deinen Alltag meisterst und mit Problemen umgehst. Deine Systeme bestehen auch aus der Sammlung von Methoden, wie du deine Probleme löst.

Was machst du, wenn du hungrig bist? Bist du darauf schon vorbereitet? Was machst du, wenn du schlapp und erschöpft bist? Das, was du kontinuierlich tust, ist entscheidend. Viele Verhaltensweisen laufen komplett auf Autopilot: Es sind Gewohnheiten, das heißt automatisches Verhalten. Systeme haben, anders als Ziele, keine Deadline. Sie hören nie auf, sondern laufen durchgängig. Und sie sind, wenn du möchtest, ständig verbesserbar.

Das bringt es dir, auf Systeme zu setzen:

- **Dich konstant erfolgreich fühlen:** Das Ziel ist es, dass du dein System umsetzt. Du bist damit kontinuierlich erfolgreich, wenn du nach einem System handelst, das gut zu dir passt. Bei einem Ziel bist du nur erfolgreich, wenn du es erreicht hast. Ein System geht endlos weiter.

- **Dir selbst besser helfen:** Du kannst dein System mit Distanz betrachten und dadurch besser selbstständig Probleme lösen. Denn du machst das, was ein guter Coach, Trainer oder Arzt macht, wenn er von außen auf dich und deine Probleme schaut. Mit dem großen Vorteil, dass du (wenn du willst) dir selbst gegenüber komplett ehrlich sein kannst. Du musst nichts aus Scham verstecken.

- **Aus der Vergangenheit wirklich lernen und Lösungen finden, die tatsächlich bei dir funktionieren:** Du reagierst in den gleichen Situationen ähnlich; das heißt, auf einen »Input« in dein System folgt bei gleichen Umständen eine sehr ähnliche Reaktion. Denn du hast gelernt, dass du mit diesem Verhalten diese Situation irgendwie bewältigst. Du sorgst mit deinem Verhalten vielleicht nur dafür, dass es dir kurzfristig besser geht oder der Druck leicht abfällt, wie beim Stressessen. In dieser Situation mit Disziplin dagegenzuhalten, ist sehr oft nicht erfolgreich. Trotzdem versuchen wir es wieder und wieder. Die Alternative ist, die Herangehensweise und die Situation zu verändern.

Viele Menschen suchen, um abzunehmen, nach Tipps, Methoden oder neuen Rezepten. Dann probieren sie diese Tipps und Rezepte aus. Vielleicht lässt du möglichst alle Kohlenhydrate weg oder isst kein Obst mehr. Vieles davon kostet Überwindung, ist nervig, hart und anstrengend. Oder du steckst irgendwann fest. Dann suchst du nach dem nächsten Tipp oder gibst resigniert auf. Dabei kann man, wenn man sich das Vorhaben als ein System anschaut, zuverlässiger und angenehmer abnehmen.

Ein typisches Beispiel:

Du trinkst ab und zu am Wochenende ein paar Bier. Am nächsten Tag hast du das starke Verlangen nach einer Cola (mit Zucker) und einer großen Pizza.

Du bestellst dir beides. Die Pizza ist wahnsinnig lecker, die Cola schmeckt genau so, wie du sie dir vorgestellt hast.

Aber im Nachhinein ärgerst du dich. Du gehst regelmäßig zum Sport, achtest ansonsten auf deine Ernährung und gehst rechtzeitig ins Bett.

Wegen solcher Episoden nimmst du einfach nicht ab.

Du willst die Pizza mehr in dem Moment. »Was bist du für ein dummer Mensch?«, denkst du dir am nächsten Tag. Du nimmst dir vor, das in Zukunft anders zu machen. Weniger zu trinken. Anders zu essen am nächsten Tag.

Aber: Dann wiederholt sich dieser Kreislauf. Irgendwie halten wir an einer »Lösung« fest, die gar nicht funktioniert. Verrückt, oder?

Wie Albert Einstein angeblich meinte: »Die Definition von Wahnsinn ist, immer wieder das Gleiche zu tun und andere Ergebnisse zu erwarten.« Diesen Teufelskreis kannst du durchbrechen, wenn du dein Vorhaben mit System angehst. Verstehe, wie es überhaupt dazu kam und was dir dein Verhalten gegeben hat. Du wirst diese Bedürfnisse in dieser Situation wieder haben. Zum einen willst du abends Alkohol trinken. Vielleicht, um etwas geselliger zu sein. Zum anderen willst du am nächsten Tag den Geschmack von Pizza und Cola im Mund haben.

Das nächste Mal kannst du beispielsweise ...

- am Tag, an dem du trinkst, möglichst nur Eiweiß und Gemüse essen – dann wirst du schon von weniger Alkohol betrunken und trinkst weniger;
- ein fertig gebratenes Hähnchen mit Tomatensoße, Gemüse und Cola Zero schon eingekauft und zubereitet zu Hause haben. Diese Lebensmittel schmecken ähnlich wie die Pizza mit Cola, haben aber deutlich weniger Kalorien und machen besser satt. Gleichzeitig sind sie sogar leichter erreichbar. Du musst nichts bestellen, sondern nur in den Kühlschrank greifen.

Mit diesen Schritten baust du dir dein System auf und verbesserst es:

- **Schritt 1: Hinschauen.** Du schaust dir an, was noch nicht klappt. Vergleiche das, was wirklich nötig ist zum Abnehmen, mit deinem eigenen Verhalten. Wo lohnt sich eine Veränderung wirklich?
- **Schritt 2: Lösungen finden.** In diesem Beispiel fertig gebratenes Hähnchen und Tiefkühl-Gemüsemischung mit kalorienfreier Cola auf Vorrat haben.

- **Schritt 3: Testen.** Du probierst die Lösungen aus.
Funktioniert nicht? Dann die nächste Lösung ausprobieren.
Funktioniert? Toll! Es ist aber noch **mühselig?**

Jetzt kannst du diese Lösung als Fähigkeit trainieren. Dann wird sie schneller und leichter klappen. Schließlich automatisierst du die Fähigkeit und sie wird zur Gewohnheit.

ABNEHMEN – DIE GRUNDLAGEN UND FAKTEN

Beim Abnehmen entscheiden vor allem diese Punkte über den Erfolg:

1 Das Kaloriendefizit – ohne das nimmt niemand ab. Kalorien sind zwar entscheidend, aber du musst sie zum Abnehmen nicht zwangsläufig zählen.

2 Die Eiweißzufuhr – ohne genug Eiweiß verlierst du Muskelmasse und nicht nur Fett.

3 Sport und Bewegung sind an sich nicht »nötig«, um Fett zu verlieren, aber sehr hilfreich, um mehr Kalorien zu verbrauchen, gesund zu sein und dich zu entspannen. Außerdem sorgt Krafttraining dafür, deine Muskelmasse zu erhalten oder sogar aufzubauen.

4 Die Qualität der Ernährung hilft, um mit allen Nährstoffen gut versorgt zu sein und gesund zu bleiben. Das macht das Abnehmen leichter.
Gleichzeitig ist es für den Fettverlust an sich egal, woher die Kalorien kommen, aber natürlich ist es leichter, weniger zu essen mit einer »gesunden« Ernährung. Der höhere Eiweiß- und Ballaststoffanteil sättigt dich stärker und länger.

1. Das Kaloriendefizit

Das Kaloriendefizit entscheidet in allen wissenschaftlichen Untersuchungen darüber, ob und wie viel man abnimmt.[3, 4, 5, 6, 7, 8, 9] Weder Low Fat noch Low Carb »gewinnt« – der Erfolg hängt vielmehr davon ab, wie gut die Einzelperson mit der jeweiligen Diät zurechtkommt.[10]

Viele Studien und Metaanalysen scheinen immer wieder »beste Diäten« oder Ernährungsweisen zu finden. Aber: Die Diät, die bei der einen Person super funktioniert, kann die schlechteste Option für eine andere Person sein. Du kannst es also nur selbst ausprobieren und **systematisch** herausfinden, was am besten zu dir passt.

Das ist doch eine ziemlich befreiende Erkenntnis, oder? Denn viele Leute verzichten unnötigerweise auf so viele Lebensmittel oder essen »besonders gesunde« Gerichte, die sie eigentlich hassen. Dabei macht es kaum einen Unterschied, ob die Kalorien aus einem Bio-Chiasamen-Obst-Mix mit Naturjoghurt stammen oder aus einem Stück Hähnchenfleisch mit Brokkoli und Kartoffeln. Das Wichtigste ist, dass der Körper alle Nährstoffe, die er braucht, bekommt.

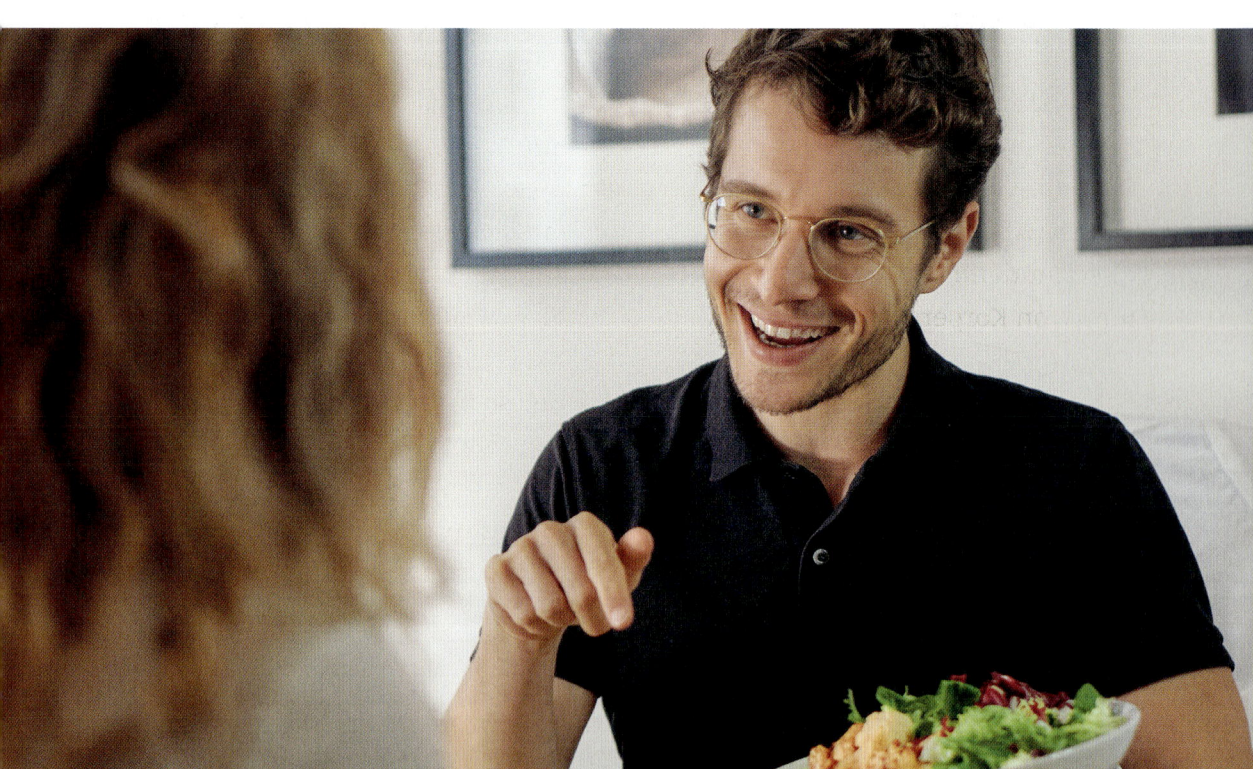

Ganz konkret: 1 Kilogramm Fett am Körper sind circa 7000 Kilokalorien (kcal). Sparst du so viel ein, verlierst du circa 1 Kilogramm Fett an deinem Körper.

1 Kilogramm pures Fett hat natürlich 9000 Kalorien (9 Kilokalorien pro Gramm Fett, wie in unserem Essen). Bei Körperfett ist das allerdings etwas weniger, da dort auch noch Bindegewebe einen Teil der Masse ausmacht.

Du kannst also alles essen, was du magst, solange du damit ein Kaloriendefizit erzielst und den Nährstoffbedarf deines Körpers deckst.

Das Kaloriendefizit erreichst du so:

1 Du ermittelst deinen täglichen Kalorienverbrauch recht genau mit einem digitalen Rechner (hier findest du einen: drdotzauer.de/aa) oder mit der ungenaueren Rechnung von Körpergewicht × 30 – 33.

2 Vom Kalorienbedarf ziehst du jetzt das gewünschte Defizit von zum Beispiel 500 Kilokalorien oder 20 Prozent ab.

3 Du isst jetzt nur noch so viel wie nach deinem Kalorienverbrauch errechnet abzüglich deines Defizits.

4 Jetzt bist du vielleicht im berechneten Defizit. Ob du wirklich im Defizit bist, bemerkst du nur an der Reaktion deines Körpers: Nimmst du über mehrere Wochen ab oder nicht?

Ein Beispiel:

Eine Person wiegt 75 Kilogramm und verbraucht, mit einem Rechner ermittelt, 2500 Kilokalorien täglich. Davon 20 Prozent abgezogen, sind 500 Kilokalorien. Diese Person würde 2000 Kilokalorien täglich essen können und würde im Schnitt 0,5 Kilogramm die Woche verlieren, da hier ein Defizit von 7 × 500 = 3500 Kilokalorien Gesamtdefizit erzielt wird.

Der Mythos »häufig kleine Portionen essen«

Du musst nicht drei- oder fünfmal am Tag essen. Auch Intervallfasten ist keine Abkürzung, um schneller Fett zu verlieren. Wie oft du isst, macht an sich keinen Unterschied für deine Ergebnisse. Wähle die Anzahl an Mahlzeiten pro Tag, die für dich gut funktioniert.

Der Mythos »nicht unter dem Grundumsatz essen«

Du kannst auch unter dem Grundumsatz essen und kommst nicht in einen Hungerstoffwechsel. Der Stoffwechsel in einer Diät passt sich an, aber er schläft nicht ein. Allerdings können Abnehmpausen und phasenweise mehr Kalorien sehr hilfreich sein, um leichter und nachhaltiger abzunehmen.

2. Deine Eiweißzufuhr

Neben der Kalorienzufuhr entscheidet vor allem deine Eiweißzufuhr über deinen Abnehmerfolg. Mehr als 2 Gramm pro Kilogramm (g/kg) Körpergewicht am Tag können hilfreich für die Sättigung sein und deine

WARUM SO VIEL MEHR PROTEIN, ALS DIE DGE EMPFIEHLT?

Ganz wichtig: Die optimale Menge für dich beim Abnehmen entspricht nicht der pauschalen Vorgabe. Empfehlungen zum Beispiel von der DGE (Deutsche Gesellschaft für Ernährung) oder RDA (Recommended Daily Allowances) sind meistens niedriger angesetzt, weil sie die Untergrenze für die ausreichende Versorgung nahezu der gesamten Bevölkerung sind. Bei dieser Zufuhr erkranken die meisten Menschen nicht mehr, weil sie zu wenig Eiweiß essen. Wichtig dabei: »Ausreichend«, um nicht krank zu werden, bedeutet nicht »optimal«.

· Kraftsportler und Athleten auf Diät: 2–3,3 g/kg Eiweiß
· Athlet oder Kraftsportler im Muskelerhalt oder im -aufbau: 2–3,3 g/kg Eiweiß
· Ohne Sport auf Diät: 2 g/kg Eiweiß
· Rein um ohne Diät oder Sport nicht krank zu werden: 0,8 g/kg Eiweiß

Muskelmasse erhalten. Das bedeutet aber nicht, dass diese 2 Gramm pro Kilogramm Körpergewicht nötig sind. Du kannst bis über 3 Gramm pro Kilogramm Körpergewicht gehen, ohne negative Effekte zu haben, zumindest abgesehen davon, dass du am Anfang mehr Gas produzierst (Flatulenzen). Bei bestehenden Erkrankungen wie Nierenschäden solltest du das mit deinem behandelnden Arzt klären, da eine höhere Eiweißzufuhr eine größere Belastung für die Nieren darstellt. Wie die Muskeln beim Sport passt sich aber der ausreichend gesunde Körper an diese Aufgabe an. Wichtig dabei: Je höher dein Körperfettanteil (wie du den ermittelst, erfährst du im Bonusbereich drdotzauer.de/aa) ist, desto eher solltest du deine Eiweißzufuhr anhand von deiner **Magermasse** berechnen.

Bei Männern ab 20 Prozent und Frauen ab 30 Prozent kannst du das Körperfett vom Gesamtgewicht abziehen, denn das Fettgewebe muss nicht mit Eiweiß versorgt werden.

SO BERECHNEST DU DEINE MAGERMASSE UND EIWEISSZUFUHR

Zum Beispiel kann eine 100 Kilogramm schwere Person mit 40 Prozent Körperfettanteil die Eiweißzufuhr ruhig mit 60 Kilogramm Magermasse (100 kg – [100 kg * 40 %]) berechnen. Dann bräuchte sie nur 120 Gramm Protein am Tag (60 kg * 2 g/kg) als unteres Limit statt 200 Gramm.

Im Anhang findest du hilfreiche Listen mit eiweißhaltigen Lebensmitteln und Beispielmahlzeiten nach dem Baukastenprinzip.

3. Sport und Bewegung

Die Wirkung von Sport, um abzunehmen, wird oft überschätzt. Sport ist super für die Gesundheit, aber kaum jemand verbrennt damit viele Kalorien. Je nach Körpergewicht und Intensität verbrennt man bei einem 10-Kilometer-Lauf etwa 400 bis 600 Kalorien. Das kann man mit einem einzigen belegten Brötchen zunichtemachen.

Leichte Bewegung wie zum Beispiel Spazierengehen verbraucht zwar wenige Kalorien, kann dir aber helfen, weniger Appetit zu haben, und dich ausgeglichener zu fühlen.

Wenn du Sport machst, solltest du am besten auf **Krafttraining** setzen. Andere Sportarten, bei denen die großen Muskelgruppen gefordert sind, sind ebenfalls hilfreich zum Erhalt und Aufbau der Muskulatur – aber am effektivsten ist ein richtiges Krafttraining mit möglichst schweren Gewichten. Natürlich ist jeder Sport, den du machst und den du zumindest tolerieren kannst, besser für deine Gesundheit und deinen Abnehmerfolg, als gar nichts zu tun.

Mehr Muskeln aufbauen bedeutet, dass du bei gleicher Ernährung mehr Fett abbauen wirst. Dein Körper braucht einen intensiven Trainingsreiz, um zu verstehen, dass du Muskeln erhalten oder sogar aufbauen willst. Ob du Maschinen oder freie Gewichte verwendest, ist prinzipiell egal. Allerdings kannst du mit freien Übungen (insbesondere Grundübungen wie Kniebeugen, Bankdrücken oder Kreuzheben) viele Muskeln auf einmal trainieren und hast einen höheren Nutzen bei Alltagsaufgaben (Koffer schleppen, Taschen tragen und so weiter). Das schützt dich zudem vor Verletzungen und macht deinen gesamten Alltag leichter. Wenn du stärker wirst, wird alles leichter.

Im Anhang findest du drei der nützlichsten Grundübungen und einen kleinen Trainingsplan. Der Plan ermöglicht dir, ohne Ausrüstung und Fitnessstudio einen leichten Einstieg ins regelmäßige Krafttraining zu finden und deine Muskeln während des Abnehmens zu erhalten oder sogar aufzubauen.

4. Qualität: Wie wichtig ist gesunde Ernährung?

Wie gesund deine Ernährung ist, hat zwar keine direkte, aber eine indirekte Auswirkung auf deinen Fettverlust. Wenn du dich vor allem auf unverarbeitete Lebensmittel konzentrierst, isst du automatisch Lebensmittel, die wirklich satt machen und deinen Körper besser mit den benötigten Nährstoffen versorgen.

Warum ist das so?

1 Sie haben relativ gesehen weniger Kalorien, mehr Proteine und Ballaststoffe und sind nicht so stark »belohnend« für das Gehirn wie zum Beispiel Süßigkeiten, Pizza oder Gebäck.
Darunter fallen zum Beispiel Fisch, Gemüse, unverarbeitetes Fleisch, Nüsse, Joghurt, Magerquark und ähnliche Lebensmittel.

2 Sie haben mehr Mikronährstoffe. Durch die bessere Versorgung funktioniert dein Körper besser: Du regenerierst schneller nach dem Sport, fühlst dich besser, bist konzentrierter und hast weniger Appetit, als wenn du einen (relativen) Mangel durch eine zu einseitige Ernährung oder zu viele Fertiggerichte hast.

Du wirst leichter abnehmen, wenn du stark verarbeitete Lebensmittel wie Eis, Pizza oder Kuchen seltener isst. Das sind kaloriendichte Kombinationen aus Fett, Zucker, Stärke, Protein und Salz, die dazu führen, dass wir leicht zu viel davon essen.
Auch Pizza, Eis und Schokolade enthalten wertvolle Nährstoffe, die deinem Körper guttun können. Sie sind entgegen den Mythen und Angstmache nicht an sich ungesund oder schädlich. Von diesen Lebensmitteln isst man nur leicht zu viel und sie enthalten relativ gesehen weniger hilfreiche Mikronährstoffe, die du zum Beispiel eher in Gemüse findest. Wie so oft: Die Menge macht das Gift.

II. DIE UMSETZUNG: DAS KANNST DU TUN

In diesem Kapitel findest du heraus, wie du dein Motivationslevel bestimmst und deine Route festlegst. Du lernst die hilfreichsten Verhaltensweisen und zwei Varianten, deine Ernährung zu steuern, kennen. Außerdem lernst du Verhaltensschleifen kennen sowie die Wege und den Wert des Trackens – und bekommst Klarheit darüber, wie schnell du wirklich abnehmen kannst.

Du kennst jetzt alle wichtigen Fakten, dann legen wir jetzt los. Zur Umsetzung entscheidest du dich zuerst, wie du vorgehst (Schritt 1), um dann deine Route (Schritt 2) festzulegen.

SCHRITT 1: MOTIVATIONSLEVEL BESTIMMEN

Gehe danach, wie viel Motivation und Änderungsbereitschaft du gerade hast. Stelle dir die Frage: Hattest du gerade einen **Schlüsselmoment** oder nicht? Ein Schlüsselmoment ist eine Krise – ein »Jetzt reicht's!«-Moment, bei dem du dir schwörst, dass es so nicht weitergeht.

Hier ein paar Beispiele:

- Die Waage zeigt eine dreistellige Zahl.
- Du verlierst einen Menschen wegen seines Übergewichts.
- Du bekommst ein Kind und willst noch lange für deinen Nachwuchs da sein.
- Du hattest einen Unfall.
- Du hast dich auf einem Foto gesehen und warst geschockt.
- Du wurdest beschimpft oder ausgegrenzt wegen deines Aussehens oder Gewichts. Das hat dich sehr getroffen.
- Du wurdest verlassen.

Durch das Erleben eines solchen Schlüsselmoments siehst du dich und dein Leben aus einer neuen Perspektive. Das kann total wehtun, aber gleichzeitig sehr nützlich sein. Denn durch solche Einsichten können Menschen auf einmal viel in ihrem Leben verändern.[11] Neben solchen Einsichten kannst du dich auch stark verändern, wenn du deine Umgebung veränderst. Das geht zum Beispiel durch einen Umzug, einen Jobwechsel, neue Freunde oder längeres Reisen.

Durch einen Schlüsselmoment oder eine Umgebungsveränderung fällt es dir also oft leichter, große Veränderungen wie eine Ernährungsumstellung dauerhaft umzusetzen.

Du bist **aktuell nicht** durch eine große Einsicht oder Krise motiviert, **viel zu ändern?** Du bist aber schon am Abnehmen oder planst gerade, es anzufangen? Dann solltest du nur eine kritische Verhaltensweise umsetzen, bis sie automatisch wird.

SCHRITT 2:
ROUTE FESTLEGEN

Option »Schlüsselmoment oder Umgebungsveränderung«
- Ziehe alle wichtigen Umstellungen auf einmal durch.
- Setze insbesondere die »Investitionen« um (siehe Seite 53f.).
- Falls du noch keinen Sport machst: Recherchiere, was für dich infrage kommt, und probiere es direkt aus. Suche dir einen Sport, finde einen Trainingspartner, ein Studio oder einen Personal Trainer, um einzusteigen.

Option »kontinuierliche Verbesserung« In diesem Fall konzentriere dich nur auf eine einzige Veränderung und bleibe an dieser so lange dran, bis sie möglichst mühelos (= automatisiert) wird. Welche Veränderung das ist, kannst du selbst entscheiden. Wichtig ist nur, dass du sie selbst wählst. Denn du bist langfristig wesentlich motivierter, das zu tun, wofür du dich frei entschieden hast – Autonomie steigert die intrinsische Motivation. Diese Motivation ist eine unerschöpfliche Motivation, denn sie kommt aus dir selbst oder aus dem, was du tust. Du willst es tun. Aber du willst es nicht tun, nur weil du Angst vor Strafe hast oder mit einer Belohnung geködert wirst. Sondern du machst es, weil du es sinnvoll, hilfreich, inte-ressant oder spaßig findest.

Es dauert tatsächlich viele Wochen oder sogar Monate, bis ein verändertes Verhalten zur Routine wird. Dafür ist es dann aber **permanent** und führt zu dauerhaftem Erfolg.

DIE HILFREICHSTEN VERHALTENSWEISEN

Diese drei neuen Verhaltensweisen werden dir beim Abnehmen am meisten helfen:

1 Eiweiß bei jeder Mahlzeit – insgesamt mindestens 2 Gramm pro Kilogramm Magermasse (zur Berechnung in das Kapitel über die Grundlagen und Fakten schauen im Abschnitt über die Berechnung der Eiweißmenge, siehe Seite 39).

2 Gemüse bei jeder Mahlzeit – insgesamt 10 Gramm pro Kilogramm Körpergewicht (wie bei der Eiweißzufuhr unter dem ersten Punkt kannst du hier mit einem hohen Körperfettanteil auch dei-ne »Magermasse« als Orientierung verwenden, siehe Seite 39).

3 Nur kalorienfreie Getränke trinken (Wasser, Tee, Kaffee, kalorienfreie Softdrinks).

Erst wenn du die drei obigen Routinen konsequent umsetzt, solltest du dich an andere Verhaltensweisen machen, wie regelmäßigen Sport (insbesondere Kraftsport).

Zum Steuern deiner Ernährung haben sich zwei Methoden besonders bewährt:

- ein Kaloriendefizit durch Zählen erreichen,
- intuitiv und hungerbasiert essen (erst wieder essen, wenn du wirklich Hunger hast).

KALORIENDEFIZIT DURCH ZÄHLEN

Kalorien zu zählen hat einen schlechten Ruf. Kritiker sagen: »Das ist nicht intuitiv! Das ist nicht natürlich! Das ist krank! Nur essgestörte Menschen machen das.«

Alle diese Aussagen sind zu extrem. Kalorien zu zählen kann viel Freiheit bedeuten, dauerhaft Klarheit schaffen und sogar Ängste besiegen.

SO GEHT DAS KALORIEN- UND MAKROS-ZÄHLEN

1. Du wiegst die Lebensmittel genau ab beziehungsweise verwendest die aufgedruckten Mengen bei verpackten Lebensmitteln.

2. Du schlägst die Nährwerte nach. Das ist besonders bequem mit einer App, mit der du sogar nur den Barcode der Verpackung einscannst, und das Lebensmittel wird korrekt erfasst.

3. Du rechnest zusammen, wie viele Kalorien, Eiweiß, Fett und Kohlenhydrate du insgesamt gegessen hast – oder lässt es von der App automatisch für dich berechnen.

Genauer erklärt ist das im Tracking-Kapitel im Abschnitt »Wie zählst du Kalorien und Makronährstoffe – Proteine, Fette und Kohlenhydrate – richtig?« (siehe Seite 56).

Zählen kann Freiheit bedeuten

Zählen bedeutet Flexibilität. Du kannst dir kontrolliert das gönnen, was du willst, ohne dass du deine Vorsätze über den Haufen wirfst. Du kannst deine Ernährung so gestalten, wie sie dir am besten passt.

Dauerhafte Klarheit

Wenn du noch nie Kalorien gezählt hast, dann probiere es definitiv ein paar Tage aus. Du wirst einige Überraschungen erleben, wenn du siehst, welche Nahrungsmittel wie viele Kalorien haben. Meistens unterschätzt man die Kalorienmengen. Dann kann dir das Zählen auch dabei helfen, dich davon zu überzeugen, dass dein Stoffwechsel keinesfalls eingeschlafen ist.

Denn die geschätzten 800 Kalorien, die du deiner Meinung nach über Monate täglich gegessen hat, entpuppen sich dann gegebenenfalls als 1500 Kalorien. Ein über ein paar Tage genau geführtes Ernährungs-

---

WOHER KOMMEN DIESE WASSEREINLAGERUNGEN?

Diese Einlagerungen entstehen dadurch, dass Cortisol ausgeschüttet wird. Dieses Stresshormon führt zu einer Ansammlung von Wasser im Körper, weil die Nieren weniger Wasser als Urin ablassen. Diese Menge Wasser verteilt sich dann im Körper: im Blut und auch in und zwischen allen Zellen. Man sieht dann manchmal etwas aufgedunsen aus, vor allem im Gesicht oder auch an den Knöcheln und an den Händen.

Das Cortisol wird ausgeschüttet, weil man gestresst ist. Vielleicht hat man gerade was Schlimmes erlebt, ist frustriert oder körperlich krank beziehungsweise verletzt.

Deswegen gibt es beim Abnehmen diese fiese Falle, wo Menschen, die unbedingt »jetzt sofort abnehmen müssen«, eher Wasser einlagern. Wasser hat keine Kalorien und kein Fett: Es wird also nach einer gewissen Zeit ausgespült, wenn man einfach weitermacht.

tagebuch entzaubert die meisten Problemfälle ganz schnell. Voraussetzung dafür ist, dass du Kalorien korrekt zählst.

Zählen gegen die Angst

Du hast deine Ernährung umgestellt. Die Waage zeigt dir schnelle Erfolge.

Dann isst du irgendetwas, was nicht auf dem Plan stand. Plötzlich springt die Waage nach oben. Dein Herz rast, du liegst im Bett und kannst nicht einschlafen. Die Angst ist groß, wieder zuzunehmen. Am Ende führt das sogar noch zu einem Essanfall. Wenn du zählst, ist das anders. Du bist über dein Kalorienbudget gegangen, aber du kannst entspannt schlafen gehen. Alles ist in Ordnung. Du weißt am nächsten Morgen, dass die Gewichtszunahme nur Wasser sein kann. Es waren zu wenig Kalorien, die du zusätzlich gegessen hast, um eine solche Gewichtszunahme zu erklären.

DER »DER ZISCH-EFFEKT (WHOOSH-EFFEKT)« WARUM VERLIERE ICH KEIN GEWICHT/FETT?

Ich mache alles richtig, aber nehme nicht ab. Warum?

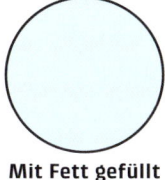 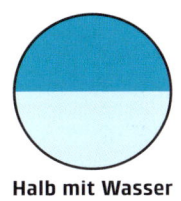 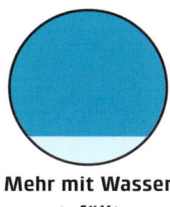 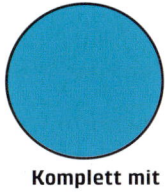 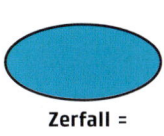

| Mit Fett gefüllt | Halb mit Wasser gefüllt | Mehr mit Wasser gefüllt | Komplett mit Wasser gefüllt | Zerfall = »Whoosh« |

Wer sollte nicht Kalorien zählen?

- Wenn du an einer **Essstörung** leidest oder wenn das Kalorienzählen für dich wieder dahin führen könnte.
- Wenn du **bis ans Limit isst und sogar darüber.** Bei manchen Menschen führt das Zählen zu einem paradoxen Effekt. Sie versuchen, alle Kalorien auszureizen, die ihnen laut Plan »zustehen«, und essen auch noch etwas, wenn sie gar keinen Hunger haben.

HUNGERBASIERT ABNEHMEN

Um hungerbasiert abzunehmen, halte dich an folgende Richtlinie: Habe eine halbe Stunde richtigen Hunger, bevor du isst. Dafür muss dir klar sein, wie sich Hunger anfühlt, damit du ihn nicht mit Appetit verwechselst. Wie unterscheidest du zwischen den beiden? Ganz einfach: Hunger baut sich langsam auf. Er kann sich als Grummeln im Bauch bemerkbar machen. Du kannst ihn aber auch daran merken, dass du müde wirst, leichte Kopfschmerzen bekommst oder dir das Wasser im Mund zusammenläuft. Im Gegensatz dazu ist der »falsche Hunger« oder Appetit einfach plötzlich da. Der Aus-

löser (Geruch, Gefühle, bunte Werbung oder Ähnliches) ist uns oft nicht bewusst. Da sich beides nicht immer gleich anfühlt, hast du viel davon, es einmal gezielt auszuprobieren: Iss eine gewohnte Mahlzeit erst ein paar Stunden später und du wirst merken, wie sich Hunger für dich anfühlt.

Nicht von Dauer: Du kannst hin- und herwechseln

Ein Wechsel zwischen den beiden Methoden steht dir jederzeit offen. Es kann gut sein, dass du zu Beginn sehr gute Erfolge mit dem Kalorienzählen hast. Im dem Laufe der Zeit wird es aber immer anstrengender für dich, alles aufzuschreiben. Und vergiss nicht: Beide Methoden sind Fähigkeiten. Sie sind anfangs schwer durchzuhalten, werden aber mit der Zeit immer müheloser. Irgendwann laufen sie fast automatisch ab.

DIE WICHTIGSTEN RICHTLINIEN FÜRS KALORIENZÄHLEN (»TRACKEN«)

- **Kaloriendefizit sicherstellen** – du kannst **20 Prozent unter deinem Kalorienverbrauch** anpeilen (einen Kalorienrechner findest du im Bonusbereich drdotzauer.de/aa). Das Defizit kannst du reduzieren, wenn du zu viele Nebenwirkungen (Müdigkeit, Kraftverlust etc.) spürst, oder etwas erhöhen, wenn es dir gut geht und du schneller abnehmen möchtest.

- **> 2 Gramm Proteine pro Kilogramm Körpergewicht** – am besten bei jeder Mahlzeit eine ordentliche Menge. Falls du einen hohen Körperfettanteil (über 30 Prozent als Mann/über 40 Prozent als Frau) hast, gehe nach deiner Magermasse als Untergrenze. Dafür ziehst du deine Körperfettmasse von deinem Gesamtgewicht ab.

- **Gemüse** – **10 Gramm pro Kilogramm Körpergewicht** sind ein guter Richtwert an kalorienarmem Gemüse wie Paprika, Karotten, Gurke, Blumenkohl. Auch hier kannst du dich mit einem höheren Körperfettanteil wie bei der Proteinzufuhr an deiner Magermasse orientieren. Obst kann natürlich auch dabei sein, allerdings solltest du auf deine Kalorienzufuhr und Sättigung aufpassen. Trockenobst zum Beispiel ist zwar Obst, aber in sehr konzentrierter Form. Wie bei einer Süßigkeit wirst du schneller wieder hungrig.

- **Fett** – in einer radikalen Diät sollte vorübergehend praktisch gar kein Fett außer Omega-3-Fette zugeführt werden (6 bis

10 Gramm Fischöl/Omega-3-Fett-säuren pro Tag). Das sollten aber nur kurze Abnehmphasen sein. Mehr zu solchen intensiven Ab-nehmphasen und wie lange du sie maximal durchziehen soll-test, findest du in der Bonussek-tion auf drdotzauer.de/aa. Denn

Fette sind sehr wichtig für dei-nen Hormonhaushalt. Du solltest daher in einer längeren Abnehm-phase mindestens **0,6 Gramm** pro Kilogramm zu dir nehmen. Sonst kämpfst du unnötig mit Fressat-tacken, Müdigkeit, Depressionen und Leistungseinbrüchen.

DIE WICHTIGSTEN RICHTLINIEN FÜR HUNGERBASIERTES ABNEHMEN

Deine Mahlzeiten sollten ebenfalls aus viel Eiweiß, Ballaststoffen und gesunden Fetten in moderater Men-ge bestehen. Um die empfohlenen Richtwerte einzuhalten, kannst du deine Mahlzeiten einmal tracken. Ab dann warte grundsätzlich mit dem Essen, bis du 30 Minuten lang richti-gen Hunger verspürst.

Falls es Situationen gibt, in denen du länger warten musst, zum Beispiel während der Arbeit, kannst du abwä-gen und austesten, was besser funk-tioniert: Isst du lieber auf Vorrat oder wartest du länger ab? Wähle das, was für deine Konzentration, Leistungs-fähigkeit und um Essattacken zu ver-meiden am besten funktioniert.

TIPP: MOTIVATIONSSPITZEN NUTZEN

Erfolge im Spiegel, auf der Waage oder durch wieder besser sitzende

Kleidung und aufgestauter Frust wir-ken auf den ersten Blick ganz gegensätzlich. Beide sind allerdings Zustände hoher Energie, die du für dich nutzen kannst. Egal, ob es dir super geht oder richtig schlecht – diese Zustände können dir viel Kraft für weitere Veränderungen liefern.

Prof. Fogg, Autor und Verhaltenswissenschaftler an der US-Universität Stanford, nennt diese Zustände eine »Motivationswelle«.

Er empfiehlt, dann in aufwendigere Veränderungen zu investieren, die sich langfristig für dich auszahlen.[12]

Nutze diese Energie, um ein paar der Empfehlungen für folgende Investitionen umzusetzen:

Investitionen – einmal umsetzen, langfristige Resultate

1 Mache eine Überprüfung deiner Arbeitsumgebung und Wohnung, wie Neurobiologe Dr. Stephan Guyenet sie in seinem Buch *The Hungry Brain* empfiehlt:

- Alle sichtbaren Lebensmittel, Snacks und Co. entfernen.
- Kein Eis im Tiefkühlfach oder Kekse im Regal haben.
- Nur »langweilige« Lebensmittel auf Vorrat zu Hause haben, zum Beispiel TK-Gemüse, Fleisch, Fisch oder Quark.
- Lasse nur Essen herumstehen, für das du dich etwas anstrengen musst, um es zu bekommen: Nüsse in ihrer Schale oder Obst, das geschält werden muss.

2 Schlafen: Richte dein Schlafzimmer so ein, dass du alles hast, um dauerhaft besser zu schlafen. Wichtig ist vor allem absolute Dunkelheit, damit deine Zirbeldrüse das Schlafhormon Melatonin ausschütten kann.

Grundsätzlich gilt: Schlafe so lange, dass du erholt aufwachst. Das können sechs, acht oder zehn Stunden sein.

Helfen kann Folgendes:

- Besorge dir Verdunkelungsrollos oder -vorhänge.
- Lege dir eine Schlafmaske neben das Bett.
- Sorge dafür, dass es möglichst ruhig im Schlafzimmer ist, oder lege Ohrstöpsel bereit.

- Besorge dir einen Lichtwecker oder sorge dafür, dass du von der Sonne geweckt werden kannst, zum Beispiel mit einem automatischen Rollo oder jemand schiebt morgens netterweise die Verdunkelungsvorhänge für dich weg.
- Installiere dir auf Geräten mit Bildschirmen (Computer, TV, Handy, Tablet) einen Blaulichtfilter (aktuelle Empfehlungen findest du auf drdotzauer.de/aa).
- Gib deinen Ladegeräten für Handy und Co. außerhalb des Schlafzimmers einen festen Platz, damit du ohne Handy und Tablet ins Bett gehst.

Die obigen Maßnahmen kannst du einmal umsetzen und hast jede Nacht etwas davon. Hier noch zwei Ratschläge, die du jeden Abend beherzigen kannst, um besser zu schlafen:

- 400 Milligramm Magnesium und 3 Gramm Glycin abends vor dem Einschlafen nehmen.
- Bereits am Abend die Lichter herunterregeln.

3 Einkaufen: Schreibe dir eine Einkaufsliste und kaufe für mehr als eine Woche alles ein, was du brauchst, damit du nicht für einzelne Produkte extra einkaufen musst und dabei in Versuchung gerätst, unpassende Lebensmittel zu kaufen.

ZWISCHENCHECK: SIND ANPASSUNGEN NÖTIG?

Prinzipiell kannst du mit den obigen Methoden abnehmen, bis du dein Wunschgewicht beziehungsweise deinen gewünschten Körperfettanteil erreicht hast. Während du abnimmst, wird es immer wieder Phasen geben, in denen du dich kaputt und schlapp fühlst. Dann fühlst du dich »durch«, dir knurrt ständig der Magen, du bist oft müde oder bemerkst Wasser in Händen und Beinen. Dann ist eine Diätpause angesagt. Esse dann einige Tage lang deine Erhaltungskalorien beziehungsweise energiedichter als sonst und warte nicht, bis du hungrig bist (hungerbasierte Methode). Sobald es dir besser geht, kannst du mit deiner Diät weitermachen. Es ist eine lange Reise und kein kurzer Sprint.

TRACKEN: VON BLINDFLUG ZU SICHTFLUG

»Tracken« bedeutet »messen« und dann die gemessenen Werte als Orientierung und Leithilfe zu nutzen. Du kannst Essen, Training und die Veränderungen an deinem Körper tracken.

Das ist für zwei kritische Punkte wertvoll:

- als **Messinstrument**, das dir zeigt: Bleibst du auf der Spur? Geht's in die richtige Richtung?
- als **unerschöpfliche Quelle** für **intrinsische Motivation**: Nichts motiviert nachhaltiger, als zu sehen, dass deine Strategie funktioniert.

Tracken erfüllt somit die gleiche Rolle wie die Messinstrumente in einem Flugzeug oder der Blick aus dem Cockpit. **Der größte Fehler dabei? Zu viele Daten messen!** Damit verlierst du dich eher in einem Datenmeer, als motiviert zu bleiben und den Kurs zu korrigieren.

Dein Essen tracken – Kalorien und Makros zählen

Wenn du deine Ernährung trackst, führst du ein Essenstagebuch in digitaler Form, zum Beispiel mit einer App oder mit Stift und Papier. App-Empfehlungen findest du im Bonusbereich drdotzauer.de/aa.

Wie zählst du Kalorien und Makronährstoffe – Proteine, Fette und Kohlenhydrate – richtig?

Dafür kannst du vier Werte messen:

- gesamte **Kalorienzufuhr** (kcal),
- den **Proteinanteil**,
- den **Fettanteil**,
- den **Kohlenhydratanteil**.

Ganz kurz kannst du das so angeben: XXXX kcal (XXX P / XXX F / XXX K).

Übrigens: Du kannst auf der Basis der Makronährstoffe auch direkt die Gesamtkalorien errechnen.

- 1 g Eiweiß sind 4 kcal.
- 1 g Kohlenhydrate sind 4 kcal.
- 1 g Fett sind 9 kcal.

Häufige Fehler und wie du sie vermeidest

- **»Gekocht« versus »gebraten« oder »ungekocht« versus »roh«.** Fast alle Zutaten müssen vor dem Zubereiten abgewogen werden (wenn sie nicht schon vorgewogen abgepackt wurden). Es kann einen großen Unterschied machen, ob du die Lebensmittel vor oder nach dem Kochen wiegst. 100 Gramm trockener Reis enthalten circa 350 Kilokalorien, während 100 Gramm gekochter Reis aufgrund des enthaltenen Wassers nur circa 120 Kilokalorien enthalten. Wenn du dich da vertust, brauchst du dich nicht wundern, dass du nur wenig oder nicht abnimmst. Möglichst immer roh und unzubereitet wiegen und messen!

- **»Portionen«, »Glas« oder »Stück« zählen** statt Mengen genau abwiegen oder messen. Du kannst einmal genau herausfinden, wie viel diese Einheiten wiegen, und brauchst das danach nie wieder tun. Eine »halbe Tasse« Reis können 800 Kilokalorien oder 200 Kilokalorien sein – je nachdem, wie groß die Tasse ist und wie viel Energie die Sorte Reis enthält. Das kann einen riesigen Einfluss auf deine Resultate haben.

- **Grobes Abschätzen (»Eyeballing«):** Das heißt, mit dem bloßen Auge die Mengen und Makros abschätzen. Das ist allerdings erst eine gute Idee, wenn du sehr viel Erfahrung hast.

- **Abtropfgewicht versus Gesamt-gewicht** bei Konserven und Einge-machtem. Die Kilokalorien- und Makronährstoffangaben beziehen sich auf das Abtropfgewicht!

Dein Training tracken

Beim Abnehmen lohnt es sich, ein Auge auf deine Trainingsleistung zu haben – vor allem beim Kraftsport. Solange du stärker wirst oder gleich stark bleibst, vergrößerst oder er-hältst du deine Muskelmasse.
Was es bedeutet, stärker zu werden:

- Du kannst mehr Gewicht bewegen.
- Das Gewicht lässt sich gefühlt leichter heben.
- Du kannst kürzere Pausen machen.

- Du kommst in einer Übung weiter
- Du schaffst mehr Wiederholun-gen mit den gleichen Gewichten.

So hältst du dein Krafttraining fest

Notiere dir (digital oder auf Papier) …
- Übungen,
- Anzahl der Sätze,
- Wiederholungen und
- das bewältigte Gewicht.
- Optional: deine Pausenzeit.

Ein Beispiel dafür, wie du dir das dann aufschreibst, wenn du gerade drei Sätze Langhantel-Kniebeugen mit 60 Kilogramm Gewicht und drei Minuten Pause gemacht hast: Knie-beuge mit der Langhantel (Squat) – 3 × 5 × 60 kg/3'

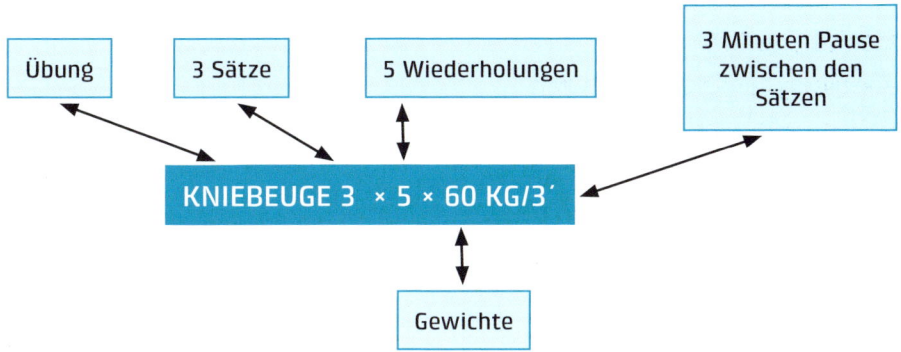

Deinen Körper tracken

Du wirst mit der Zeit Veränderungen an deinem Körper bemerken. Oft machst du aber alles Wichtige richtig und scheinst dich nicht zu verändern. Das kann ziemlich demotivierend und verunsichernd sein. Dabei nimmst du ab, die Veränderungen sind nur zu klein, um sie im Spiegel zu bemerken. Um auch solche kleineren Veränderungen zu registrieren, helfen dir mehrere Messmethoden, die du parallel anwenden kannst.

Dafür hast du im Großen und Ganzen diese vier Parameter:

1 Dein Gewicht

- Messe es täglich zur gleichen Uhrzeit auf eine Art, die dir möglichst leichtfällt. Steig zum Beispiel morgens nach dem Toilettengang nackt auf die Waage und notiere dir das Ergebnis direkt danach.
- Dein Gewicht wird vermutlich schwanken und stagnieren, manchmal sogar ansteigen. Wasserschwankungen, dein Zyklus (als Frau), Darminhalt und Co. sind dafür verantwortlich, dass dein Gewicht um 1 bis 5 Kilogramm schwankt.
- Nimm den Wochendurchschnitt von deinem Gewicht. Das hilft dir, den Trend zu erkennen.

2 Dein Körperfettanteil

- Messe deinen Bauch- und Nackenumfang (als Frau auch noch die Hüfte) und gib die Werte in einen Körperfett-Rechner ein. Ein solcher Rechner ist auch über den Bonusbereich drdotzauer.de/aa zu finden.
- Mache wöchentlich Fotos von mindestens drei Seiten (vorne, hinten, Seite) um den Körperfettanteil selber zu schätzen oder von einem Profi schätzen zu lassen.
- Errechne den Durchschnitt von fünf bis neun Tagen der Körperfett-/BIA-Waage (Waage mit bioelektrischer Impedanzanalyse) – falls du schon eine solche Waage zu Hause hast.

Wenn du mehr zu den Messmethoden erfahren willst und wissen möchtest, welche davon wirklich nützlich sind, dann lies dazu einen längeren Artikel im Bonusbereich drdotzauer.de/aa.

3 Kleidung

- Wie dir deine Kleidung passt, zeigt dir manchmal besser als der Spiegel, dass du abnimmst. Der Gürtel lässt sich auf einmal ein Loch enger schnallen, die Hose sitzt an Po oder Oberschenkeln weniger eng.

4 Dein Aussehen auf regelmäßig gemachten Fotos

Mache wöchentlich Fotos von dir. Wenn du die Bilder nach ein paar Monaten direkt hintereinander ansiehst, wirst du sozusagen Klick für Klick schlanker. Das motiviert dich dranzubleiben. Trage dabei am besten dieselbe Kleidung oder identische Unterwäsche, damit die Bilder möglichst gut vergleichbar sind.

FÄHIGKEITEN

Abnehmen ist hart und anstrengend. Genau wegen dieser Anstrengungen lassen wir es aber auch oft sein. Wir denken: »Das Leben ist doch gar nicht so lebenswert, wenn man sich tagtäglich so abmühen muss.« Aber was wäre, wenn Abnehmen viel leichter sein könnte, als wir es uns vorstellen oder bisher erlebt haben? Wenn es so leicht wäre, wie sich dem verlockenden Sog der alten Lebensweise hinzugeben? Und dich das Falsche tun so viel Überwindung kosten würde, wie es dich davor gekostet hat, das Richtige zu tun?

Das funktioniert, wenn du verstehst, warum eine Umstellung deiner Ernährung (beziehungsweise jede Änderung des Lebensstils) so hart ist, und du dich daran bei der Umsetzung immer wieder erinnerst. Denn es sind vor allem zwei Dinge, die uns eine nachhaltige Veränderung so schwer machen.

Die zwei Hauptursachen

- **Eingefahrene Gewohnheiten:** Du kämpfst gegen deine tief veranker-ten Muster.
- **Fehlende oder noch zu geringe Fähigkeiten:** Du hast bei der Umset-zung noch nicht genug Übung.

Jemand, der sein System zum Ab-nehmen und Gewichthalten gefun-den hat, wendet viel weniger Mühe auf als am Anfang. Denn die Dinge, die am Anfang schwer waren, wer-den mit regelmäßigem Üben leich-ter. Das ist der Unterschied zwischen einem Profi und einem Anfänger. Einem Profi fällt es leichter, er macht weniger Fehler und hat bei Hürden direkt die funktionierende, eingeüb-te Lösung parat.

Denn Fähigkeiten hast du erst, wenn du nicht nur weißt, was zu tun ist, sondern es auch umsetzen kannst. Das klingt alles offensichtlich, aber hat ein paar sehr wichtige Impli-kationen. Denn wenn du das, was du jetzt anders machst, als **Fähig-**keiten siehst, dann bedeuten deine Anstrengungen und deine Entwick-lungsarbeit an deinem System, dass du **wächst**.

Das trifft auf viele verschiedene Be-reiche zu, in denen du noch nicht sicher und geübt bist. Denn selbst wenn du sie intellektuell verstanden hast und viel zu den Themen Abneh-men, Ernährung und Psychologie ge-lesen hast, so ist es oft am Anfang schwierig und du schaffst es noch nicht, dein Wissen konsequent an-zuwenden.

Beim Abnehmen sind solche Fähig-keiten zum Beispiel:

- genaues Tracken von Ernährung und Körperzusammensetzung (Gewicht, Körperfettanteil etc.),

- bessere Ernährungsalternativen finden oder schnell zubereiten können,
- mit anderen Leuten so umgehen, dass du dich möglichst mühelos an deine Ernährung halten kannst – auch wenn sie etwas anderes essen oder über dich urteilen,
- mit Gefühlen wie Angst und Stress konstruktiv umgehen,
- beim Kraftsport die Übungen richtig auszuführen,
- dich in schwierigen Umständen und bei Rückschlägen selbst zu motivieren.

Es hat zwei entscheidende Vorteile, die neuen Verhaltensweisen als Fähigkeiten zu sehen, die du einüben solltest:

1 Das für dich richtige Schwierigkeitslevel wählen – du kannst selbst festlegen, wie viel du auf einmal verändern willst und wie viel Neues du lernen willst. Wenn es noch zu schwer ist: Mache es dir gezielt einfacher, gib dir mehr Raum für Fehler und hole dir Hilfe (von Profis und durch eigene Recherche).

2 Anstrengung und Rückschläge können Signale von Wachstum sein. Wenn du wieder damit kämpfst, erinnere dich daran: Jeder ist schlecht ganz am Anfang. Alles, was ein Anfänger macht, ist holprig und voller Fehler. Das ist ganz normal. Du wirst Defizite sehen und wichtige Dinge werden auch mal danebengehen. Der größte Unterschied zwischen den Leuten, die schnell Fortschritte machen, und denen, die nicht vorankommen, ist, ehrlich sich selbst gegenüber zu sein und die Verantwortung für den eigenen Fortschritt zu übernehmen.

Gleichzeitig wirst du am Anfang auch am schnellsten besser. Sobald dein Gehirn dann die neuen Fähigkeiten wirklich verinnerlicht hat, werden sie einfach. Und schließlich werden viele von ihnen sogar komplett automatisiert – sie werden zu Gewohnheiten. So wie du Fahrrad fährst oder eine Tür aufmachst: Es passiert einfach, wenn du es willst.

DER AUTOPILOT – VOLLAUTOMATISCHES VERHALTEN

Ich gehe die Straße entlang. Ich achte nicht darauf, wo ich hingehe. Auf einmal stehe ich vor dem Fitnessstudio. »Da wollte ich gar nicht hin«, denke ich mir. Das ist automatisiertes Verhalten.

Du kommst müde nach Hause. Es gibt Streit. Auf einmal stehst du am Kühlschrank und isst, als wärst du ferngesteuert. Auch das ist automatisiertes Verhalten.

Über 40 Prozent unseres Verhaltens läuft automatisch ab.[13] In diesen sogenannten »Verhaltensschleifen« liegt der Schlüssel, um abnehmen automatisch zu machen. Denn mit anderen Verhaltensschleifen wirst du ohne gefühlte Mühe dauerhaft …

- anders essen,
- regelmäßig Sport machen,
- genug Schlaf bekommen,
- mit Stress besser klarkommen,
- dich von Ausrutschern nicht aus der Bahn werfen lassen.

Diese negativen Verhaltensschleifen sind sehr frustrierend, wenn wir uns immer wieder dabei zuschauen, wie wir die gleichen Fehler machen.

Auf der anderen Seite sind Verhaltensschleifen aber auch die Methode, mit der unser Gehirn energiesparend und effizient unsere Probleme im Alltag löst: vollautomatisch.

Das macht sie so nützlich, um eine Änderung in unserer Lebensweise sicher in unserem Leben zu verankern. Du lernst neues Verhalten und mit der Zeit wird es in der gleichen Situation von deinem Gehirn automatisch ausgelöst.

Das, was du gewohnt bist, fühlt sich »richtig« an. Das, was du noch nicht gewohnt bist, fühlt sich »falsch« an. Rechne damit: Wenn du, um abzunehmen, etwas veränderst, wird es sich die ersten Male (manchmal sogar viele Wochen lang) komisch und vielleicht sogar »falsch« anfühlen.

Du merkst es vielleicht schon: Dieses automatisierte Verhalten nennen wir auch Gewohnheiten.

Ein Beispiel: Stelle dir vor, du gehst im Supermarkt einkaufen: Wenn man immer das Gleiche kauft, geht man einfach blind durch und kauft das, was man gewohnt ist.

Hast du schon einmal ein Lebensmittel kaufen wollen, das du sonst nie isst? Einen Sojajoghurt oder eine Käsesorte, die du für jemand anderen besorgen wolltest oder ausprobieren wolltest? Das fühlt sich anstrengend an, oder?

Tipp: Wenn du deine neuen Gewohnheiten einfacher etablieren und andere Sachen einkaufen willst, **fahre in einen neuen Supermarkt**. Es wird dir dort leichter fallen, die richtigen Dinge zu kaufen, weil deine alten Gewohnheiten eng mit dem alten Supermarkt verknüpft sind und du ihnen widerstehen musst. Im neuen Supermarkt ist es leichter, neue Verhaltensschleifen aufzubauen.

Gewohnheiten ändern

Gewohnheiten funktionieren grundsätzlich so:

1 Es gibt einen **Auslöser**.

2 Dann läuft eine **Routine** ab (das Verhalten).

3 Darauf bekommen wir eine **Belohnung**, die das Verhalten aufrechterhält oder verstärkt.

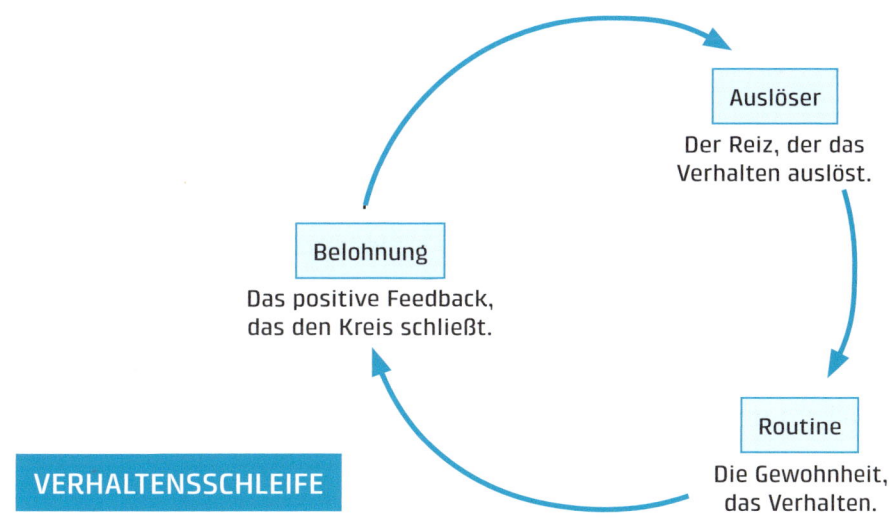

Auslöser
Der Reiz, der das Verhalten auslöst.

Routine
Die Gewohnheit, das Verhalten.

Belohnung
Das positive Feedback, das den Kreis schließt.

VERHALTENSSCHLEIFE

Gewohnheiten ändern ist extrem schwer. Wir wissen oft nicht, was das Verhalten ausgelöst hat (echter Auslöser) und was es uns bringt (die Belohnung). Dagegen hilft eine Methodik aus der Verhaltensforschung. Mit der »Schleifenüberprüfung« spürst du deine Gewohnheiten auf. Dafür beantwortest du dir in problematischen Situationen folgende Fragen.

Fragen zur Schleifenüberprüfung

- Was mache ich da gerade? (Routine)
- Wie bin ich dazu gekommen? (Auslöser – damit findest du potenzielle Auslöser für deine Routine)
- Warum mache ich das? (Belohnung – die bewusste oder unbewusste Motivation, die Routine auszuführen)

Es gibt drei Möglichkeiten, um solche Verhaltensschleifen zu verändern:

1 Neue Schleifen bilden

Dafür ist es nötig, einen Auslöser zu finden, eine Routine umzusetzen und eine Belohnung dafür zu haben – zum Beispiel dir innerlich auf die Schulter klopfen.

2 Routine austauschen

Der Auslöser bleibt der gleiche, du machst die Routine aber weniger schädlich, trinkst zum Beispiel koffeinfreien Kaffee oder isst zum Nachtisch Quark mit Süßstoff statt Pudding mit Zucker.

3 Negative Schleifen verhindern

Der Trick ist hier, die Auslöser zu verstecken. Befreie also deine Umgebung von Auslösern:

- Handy, Tablet, Laptop etc. aus dem Schlafzimmer fernhalten,
- Essen nicht herumliegen lassen,
- unpassende Lebensmittel nicht

weit vorne im Kühlschrank lagern, sondern schwer erreichbar oder sogar komplett versteckt im Kühlschrank lagern,
- vom Tisch entfernen, was nicht gegessen werden soll.

Eine Empfehlung: Um systematisch diese Verhaltensschleifen in deinem Leben zum Besseren zu verändern, empfehle ich dir das kostenfreie »Tiny Habits«-Programm von Prof. B. J. Fogg. Du findest es im Bonusbereich unter drdotzauer.de/aa.

WIE SCHNELL KANNST DU ABNEHMEN?

Wie schnell wirst du schlank? Wie lange dauert es, bis du das Fett losgeworden bist? Letztlich ist das eine ganz einfache Rechnung:

Abnehmdauer (in Wochen) = zu verlierende Fettmenge/Abnehmrate

Man kann im Schnitt etwas zwischen **0,125 und 2,5 Kilogramm** pro Woche verlieren (die Abnehmrate).

Um deine Abnehmgeschwindigkeit genauer zu bestimmen, rechnest du am besten in **Prozenten von deinem Körpergewicht.**

Denn wenn du schwerer bist, kannst du relativ gesehen natürlich auch mehr Gewicht verlieren. Mit mehr Fett am Körper kannst du es schneller und einfacher verlieren. Im Schnitt sind etwa zwischen 0,5 und 1,5 Prozent deines Körpergewichts pro Woche möglich.

Du merkst schon: Man kann sehr schnell, aber auch sehr langsam abnehmen. Mit 2,5 Kilogramm die Woche wärst du 20-mal so schnell am Ziel wie mit 0,125 Kilogramm pro Woche. Wie schnell du persönlich abnehmen kannst, hängt an ein paar Punkten wie deinem Körperfettanteil, Sportpensum und so weiter – mehr dazu später.

Schneller abnehmen ist besser – am Anfang

Oft wird vor schneller Abnahme gewarnt, es heißt, dass man so dem Körper schaden oder dem Jo-Jo-Effekt zum Opfer fallen würde. Nur langsames Abnehmen wäre nachhaltig.

Das klingt zuerst logisch – langsamer würde bedeuten, dass eine Abnahme dir leichter fällt und nachhaltiger wäre. Aber die menschliche Psyche funktioniert oft nicht so. Ein anfänglich größerer Erfolg führt auch zu einem nachhaltigeren Erfolg, wie in vielen Untersuchungen gezeigt werden konnte.[14, 15, 16] Das sehe ich auch aus erster Hand bei meinen Klienten. Den schlechten Ruf haben intensive Crashdiäten aufgrund der zu einseitigen Ernährung und weil oft danach wie davor weitergegessen wird.

Es ist also möglich, schnell abzunehmen – auch ohne Jo-Jo-Effekt, ohne Muskeln zu verlieren und ohne gesundheitliche Schäden davonzutragen. Abnehmen ist sowieso hart und intensiv am Anfang. Warum solltest du dann nicht direkt große Erfolge einfahren?

STARTGEWICHT	GEWÜNSCHTER FETTVERLUST	SCHNELLSTE GEWICHTS-ABNAHME MIT 1,5 %/WOCHE (RECHNERISCH)	LANGSAME GEWICHTSABNAHME MIT 0,5 %/WOCHE (RECHNERISCH)
120 kg	50 kg	36 Wochen	108 Wochen
100 kg	30 kg	24 Wochen	72 Wochen
90 kg	20 kg	17 Wochen	51 Wochen
80 kg	10 kg	9 Wochen	27 Wochen
75 kg	5 kg	5 Wochen	14 Wochen
73 kg	3 kg	3 Wochen	9 Wochen

Tatsächlich wird es aufgrund von Ausrutschern, Pausen und so weiter vermutlich ein paar Wochen länger dauern. Du kannst als Sicherheitspuffer **20 bis 50 Prozent** aufschlagen. 5 Kilogramm reines Fett als eine 120 Kilogramm schwere Person mit einem sehr hohen Körperfettanteil zu verlieren, kann demnach in zwei bis drei Wochen möglich sein.

Für eine 75 Kilogramm schwere, schon recht schlanke Person kann es hingegen sogar 14 Wochen dauern, 5 Kilogramm reines Fett zu verlieren. Der Fettverlust ist langsamer, weil ein leichterer Körper weniger Kalorien verbraucht und der Körper sich mehr gegen das Abnehmen wehrt. Dadurch müssen das Kaloriendefizit und damit der Fettverlust geringer ausfallen.

Wichtig dabei: Es ist nicht für jede Person gut und richtig, maximal schnell abzunehmen.

Schnell abnehmen ist nichts für Menschen, die …

- gerade richtig krank sind – die »Selbstheilungskapazitäten« des Körpers sind in einem größeren Kaloriendefizit stärker heruntergefahren,
- eine Essstörung hatten oder haben,
- aktuell auf Leistung trainieren,
- gleichzeitig viel Sport machen wollen (zum Beispiel jeden Tag eine bis vier Stunden mehr als spazieren gehen),
- geistig viel leisten wollen (Arbeit oder lernen) und auch im Rahmen eines guten Programms merken, dass es nicht klappt – wie so ein gutes Programm aufgebaut ist, findest du im Bonusbereich heraus: drdotzauer.de/aa,
- eigentlich gleichzeitig Muskeln aufbauen und Fett verlieren wollen,
- einen Körperfettanteil unter 10 % (Männer)/20 % (Frauen) haben,
- am Ende einer Diät sind und ohne triftigen Grund noch die letzten Kilos schnell loswerden wollen.

Dabei zu beachten ist:

- **genug Eiweiß** für Sättigung und Muskelschutz,
- **genug Mikronährstoffe** für Wohlbefinden und Sättigung,
- **die richtigen Fette** für Sättigung und Gesundheit,
- **Gemüse** für sättigende Ballaststoffe und Mikronährstoffe,
- ein Zeichen setzen, dass die Zeiten **nicht so schlimm sind,** (»Refeeds« statt »Cheat Days«)
- einen Anreiz setzen, um die Muskeln zu halten (**Krafttraining**),
- **gute Erholung** (zum Beispiel **Schlaf**) von dieser zusätzlichen Belastung.

Welche Fehler beim schnellen Abnehmen zu vermeiden sind und wie auch du das schaffen kannst, findest du im Bonusbereich heraus: drdotzauer.de/aa.

Abnehmgeschwindigkeit festlegen:
Das richtige Kaloriendefizit

Deine Abnehmgeschwindigkeit ist immer vom **Kaloriendefizit** abhängen, also wie viel du »ausgibst« versus wie viel du »einnimmst«.

Ein zu großes Kaloriendefizit

Folgende Probleme zeigen dir, dass du zu wenig Energie zu dir nimmst:
- Fressattacken,
- Schwindelanfälle,
- Muskel- und Leistungsverluste,
- Konzentrationsschwäche,
- »kurze Lunte« (schnell sich mit Mitmenschen streiten),
- sogar in eine Essstörung verfallen.

Wenn du das bei dir merkst, wird es Zeit, langsamer zu machen. Refeeds und Pausen können dir helfen, länger so schnell abzunehmen.

Ein zu kleines Kaloriendefizit

Vielleicht denkst du auch: »Dann nehme ich eben nur ganz langsam ab.« Dann kannst du mehr Spaß beim Essen haben, weil öfter kalorienhaltigere Leckereien auf dem Tisch sind. Deine Auswahl ist größer. Das kann gut funktionieren, wenn du sehr genau Kalorien zählen kannst oder wenn du schon wirklich schlank bist.

Aber: Es geht auch zu klein.

Mit einem kleinen Defizit treten auch ein paar Nachteile auf:

- Du merkst gar nicht, dass du abnimmst, und gibst frustriert auf.
- Das kleine Defizit macht es leicht, mit ein paar kleinen »Verschätzern« auf einmal nicht mehr im Defizit zu sein.

Die goldene Mitte – das für dich richtige Kaloriendefizit

Das für dich richtige Defizit wird am Anfang eher hoch sein und dann im Laufe deiner Abnahme immer weiter zusammenschrumpfen.

Wichtig dabei: Dein Kaloriendefizit wirst du nicht einmal festlegen und dauerhaft einhalten können. Du wirst es im Verlauf deiner Abnahme anpassen an das, was bei dir passiert.

Zusammenfassung

- Abnehmdauer = zu verlierende Fettmenge/Abnehmrate – und dann nochmals bis zu 50 Prozent obendrauf packen als Puffer wegen Pausen und Ausrutschern.
- Du kannst zwischen 0,5 und 1,5 Prozent deines Körpergewichts pro Woche abnehmen.
- Schnell abnehmen ist anfangs (entgegen den Mythen) sogar nachhaltiger, als langsam abzunehmen.
- Am Anfang und mit viel Körperfett wirst du schneller abnehmen können.
- Welche Fehler beim schnellen Abnehmen zu vermeiden sind, wie so ein Programm aufgebaut werden sollte und wie auch du es schaffen kannst, findest du im Bonusbereich heraus: drdotzauer.de/aa.

III. ERSTE HILFE BEI TYPISCHEN PROBLEMEN

Abnehmen scheitert vorhersehbar an den gleichen Fallstricken. Ausrutscher, Motivationslöcher (weshalb du in alte Muster zurückfällst), Stillstand auf der Waage, Fressattacken, emotionales Essen oder schlichtweg: Hunger. Bei jedem dieser Probleme kannst du dir mit den erprobten Ratschlägen aus diesem Kapitel selber weiterhelfen.

Beim Abnehmen werden dir die gleichen Herausforderungen und Situationen immer und immer wieder begegnen:

Häufige Herausforderungen

- Ausrutscher,
- keine Motivation mehr (weshalb du in alte Muster zurückfällst),
- Stillstand auf der Waage/Plateaus,
- Fressattacken,
- Hunger,
- emotionales Essen,
- Gefühle wie Angst, Wut und Frust,
- andere Menschen: Kinder, Partner oder Mitbewohner,
- soziale Events: Veranstaltungen, Buffets und Partys,
- Probleme unterwegs: was essen und woher bekommen?

Auf den folgenden Seiten findest du viele Tipps, die dir helfen, diese Herausforderungen zu bestehen. Erinnere dich: Die Ratschläge können dir nur helfen, wenn du sie umsetzt – also probiere sie aus.

AUSRUTSCHER

Du bist müde und hattest Stress auf der Arbeit. Vielleicht hast du auch Ärger mit den Kindern oder deinem Partner. Du kommst mit einem riesigen Loch im Magen nach Hause. Und es kommt wie so oft: Du isst zu viel. Herumstehende Kekse? Werden vernichtet. Wenn wir müde, gestresst und frustriert sind, essen wir oft völlig wahllos.

Wie kannst du dich in solchen Situationen beherrschen?

Es ist durchaus möglich, sich eine bessere Reaktion anzutrainieren, damit dein Abnehmergebnis von Dauer ist. Stelle dir vor, du würdest wirklich so handeln, wie du es geplant hast. Du kommst sicher ans Ziel und du freust dich, wie viel du schaffst.

Das schaffst du, indem du …

1 aus dem typischen Kreislauf aus Ausrutschern, Selbstvorwürfen und Scham ausbrichst,

2 stattdessen den im Folgenden erläuterten Prozess aus Selbstvergebung, Rückkehr und Ursachenfindung anwendest.

Den Kreislauf aus Fehlern, Schuld und Scham durchbrechen

Erst mal ein kurzer Realitätscheck: Praktisch niemand, der sich etwas vornimmt, kann das auch genauso durchziehen – insbesondere nicht beim ersten Mal. Meistens läuft es so: Wir machen einen Plan. Wir strengen uns an, den Plan umzusetzen. Es klappt – bis etwas dazwischenkommt: Wir essen etwas, das nicht auf dem Plan stand. Wir gehen nicht mehr zum Sport. Wir bleiben wach bis nach Mitternacht, obwohl wir wissen, dass wir am nächsten Tag früh rausmüssen.

»Jeder hat einen Plan, bis er ins Gesicht geschlagen wird«, wird der berühmte Boxer Mike Tyson oft zitiert. Will heißen: Dein Plan überlebt oft den Kontakt mit der Realität nicht. In der **Vorstellung** vieler Leute läuft nach einem Ausrutscher folgendes Programm ab:

Ausrutscher ➜ du machst dir Vorwürfe und fühlst dich richtig schrecklich ➜ du isst noch mehr, um dich besser zu fühlen ➜ du machst dir noch mehr Vorwürfe ➜ das geht viele Tage bis Wochen so.

Dann gibt es von heute auf morgen keinen einzigen Ausrutscher mehr. Du bist ab jetzt konsequent, diszipliniert und ziehst es durch.

In der **Realität ist das ein langsamer Entwicklungsprozess** und sieht eher so aus:

Beim ersten bis dritten Mal: Ausrutscher ➜ du machst dir Vorwürfe und fühlst dich richtig schrecklich ➜ du isst noch mehr, um dich besser zu fühlen ➜ du isst am **nächsten** Tag wieder nach Plan.

Ab dem vierten Mal: Ausrutscher ➜ du machst dir Vorwürfe und fühlst dich richtig schrecklich ➜ du isst noch mehr, um dich besser zu fühlen ➜ du isst am **selben** Tag weiter nach Plan.

Ab dem elften Mal: Ausrutscher ➜ du machst dir Vorwürfe und fühlst dich richtig schrecklich ➜ du isst noch mehr, um dich besser zu fühlen ➜ mittendrin merkst du, dass du nicht weiteressen musst und du dich sowieso nicht besser fühlen wirst ➜ du isst zu Ende ➜ du isst am **selben** Tag weiter nach Plan.

Ab dem 17. Mal: Ausrutscher ➜ noch mit der Schokolade im Mund merkst du, was du tust ➜ du weißt, dass du dich danach auch nicht besser fühlen wirst ➜ **du brichst ab und isst weiter wie geplant.**

Beim x-ten Mal: Du überlegst, etwas Unpassendes zu essen ➜ **du entscheidest dich dagegen,** weil du weißt, dass es dir auch nicht helfen wird.

Deine Gewohnheiten zu ändern braucht **viele Versuche.** Erst beobachtest du, was du wirklich tust. Dann kannst du jedes Mal etwas früher eingreifen und dich anders verhalten.

Mit Ausrutschern besser umgehen

Wende den folgenden Prozess einfach bei einem Ausrutscher an, um schneller wieder auf dem richtigen Kurs zu sein und nicht gleich aus Frustration aufzugeben:

1. Vergib dir und praktiziere Selbstmitgefühl.
2. Komm zurück und mach weiter.
3. Finde Ursachen und behebe sie.

1 Vergib dir und habe Mitgefühl mit dir.

Das reduziert den inneren Druck und auch den Schmerz, der dich sonst von der Änderung abhält, und du kannst auch besser verstehen, warum du so gehandelt hast. (Siehe Infobox zum Selbstmitgefühl, S. 77)

2 Kehre zu dem Verhalten zurück, das du vor deinem Ausrutscher geplant hattest.

Komplizierter ist es nicht.

3 Finde die Ursachen und behebe sie.

Ursachen findest du durch Reflexion – am besten mit Stift und Papier! Dabei helfen dir folgende Fragen, die Ursachen und Lösungen zu finden:

- Was war der **Auslöser**?
- Warst du **sensibel** für den Auslöser? Wie genau? (zum Beispiel hungrig, müde, gereizt)
- Gab es einen **inneren Konflikt**? Warum hast du so gehandelt? Was hat in dem Moment für den Ausrutscher gesprochen? Was dagegen?

Und so kannst du dann mit deinen Antworten Lösungen finden:

- **Auslöser:** Wie kannst du ihn vermeiden oder abmildern? (zum Beispiel die Situation vermeiden, den Auslöser weniger sehen oder aus der Situation gehen?)
- **Sensibilität:** Wie kannst du deine Sensibilität für den Auslöser reduzieren? (zum Beispiel reagieren wir auf leckeres Essen viel weniger, wenn wir satt sind. Du könntest vor der Situation, in der du Versuchungen normalerweise erliegst, etwas Passendes essen.)
- **Innere Konflikte:** Ihnen kommst du besonders gut auf die Schliche, wenn du dir selbst immer wieder die Frage »Warum?« stellst.

Mit dieser »Warum«-Leiter landest du irgendwann bei den ursächlichen, emotionalen Beweggründen für dein Verhalten und kannst den Konflikt dann auflösen. **Hier ein Beispiel:**

> »Warum gehe ich nicht zum Sport?« ➜ »Weil ich keine Lust dazu habe.« ➜ »Warum habe ich keine Lust?« ➜ »Weil das total anstrengend ist.« ➜ »Warum genau?« ➜ »Weil ich mich im Studio alleine und überfordert fühle.«

Aha, hier liegt also das eigentliche Problem! Und für dieses Problem gibt es Lösungen wie einen Trainingspartner, bewusst Leute beim Sport kennenlernen, Kurse besuchen oder sich einen Personal Trainer nehmen.

Wichtig bei der »Warum«- Leiter ist: Nicht bei Erklärungen/Vorwürfen wie »Ich bin faul«, »Ich bin halt so« oder »Ich habe keine Zeit« stehen bleiben. Denn dahinter liegen oft andere Wahrheiten, die du nur herausfindest, wenn du weiterfragst und du ehrlich mit dir bist. Mit deinen Antworten kannst du einschätzen, wie gut dir der Ausrutscher in der akuten Situation denn wirklich hilft. Es gibt immer Pro- und Kontra-Argumente. Oft gibt es andere Lösungen, die sogar besser funktionieren. Deine gefundenen Lösungen kannst du dann ausprobieren und immer weiter anpassen, bis dein System für dich wirklich funktioniert.

Für die beim Abnehmen wichtigsten Bereiche Ernährung und Sport findest du im Folgenden weitere konkrete Situationen und Ratschläge.

Ernährung: Ursachen und Lösungen für Ausrutscher

Du bist auf Diät. Alles läuft super. Plötzlich kommt eine Kollegin in den Raum und stellt Kuchen oder Kekse hin: »Für alle. Bedient euch!« Das ist ja lieb gemeint, stellt deine Vorsätze aber auf eine harte Probe.

»Verdammt, das war es«, sagst du dir und nimmst einen Keks. »Jetzt ist es sowieso egal«, denkst du dir und isst zwei weitere Kekse. Und dann ist die ganze Packung leer.

Du ärgerst dich und fragst dich, warum du nicht endlich einmal konsequent »Nein« sagst. Wie kannst du konsequenter werden?

SO GEHT SELBSTMITGEFÜHL

Statt dich mit Scham und Schuld zu foltern, kannst du dir selbst beistehen. Selbstmitgefühl darfst du nicht mit Selbstmitleid verwechseln. Wenn du dich selbst bemitleidest, versinkst du im Elend und siehst dich als das Opfer. Es ist auch keine Selbstliebe. Denn diese Liebe kann dich auch blind machen für deine Fehler. Wenn du dich schon für so toll hältst, wie willst du dann an dir arbeiten?

Mitgefühl mit dir selbst bedeutet, dich mit deinen Fehlern und Schwächen zu sehen, wie du bist. Natürlich vergisst du mal etwas oder hast einen schwachen Moment. Und genau in dem Moment kannst du dir unterstützend zur Seite stehen, anstatt dich fertigzumachen. Sich selbst beizustehen ist keine Schwäche, sondern eine Stärke. Selbstmitgefühl gibt dir auch viel mehr Stabilität, als an deinem Selbstwert zu arbeiten. Dein Selbstwert schwankt je nachdem, wie erfolgreich du bist, relativ zu deinen Ansprüchen. Mal bist du besser als deine Erwartungen (= hoher Selbstwert), mal schaffst du es nicht, deine Erwartungen zu erfüllen (= niedriger Selbstwert). Dabei hast du so viele Dinge in deinem Leben gar nicht unter deiner direkten Kontrolle.

Wenn ein Ausrutscher geschehen ist, dann ist das so. Wenn du mitfühlender und verständnisvoller mit dir umgehst, kannst du rausfinden, wie es weniger oft zu einer Situation kommt, in der du solche Ausrutscher hast.

Du kannst dir zum Beispiel Folgendes sagen:

· »Ich verzeihe dir.«
· »Das ist gerade hart für mich. Wie kann ich mir etwas Gutes tun?«

Du kannst dich auch selbst ein bisschen drücken oder sogar umarmen, um dich zu trösten. Das klingt vielleicht erst einmal ein bisschen albern, aber sich selbst umarmen löst in unserem Körper eine ähnliche Reaktion aus, wie wenn uns eine andere Person umarmt. Probiere es ein paarmal aus und achte darauf, wie du dich fühlst – gerade wenn du es gar nicht erst ausprobieren willst.

Menschen, die gelernt haben, Ausrutscher zu umschiffen, wissen, wie normal und menschlich das ist. Statt damit zu rechnen, dass es nicht mehr passieren wird, planen sie Ausrutscher fest ein. Sie machen sich nicht fertig, wenn es passiert. Je früher du akzeptierst, dass du Ausrutscher erleben wirst, desto besser kannst du sie auch einplanen.

Was steckt oft hinter diesen Ausrutschern?

Eigentlich wolltest du gar keinen Keks essen. Aber da war so ein Drang. Und manchmal weißt du auch, dass du den Keks gar nicht so lecker finden wirst. Es lohnt sich nicht einmal, einen zu essen! Was ist da los? Der Bösewicht ist dein Gehirn!

Warum dein Gehirn so viel essen will

Was unser Gehirn will, ist vor allem Energie. Denn dein Gehirn liebt dich und will dich vor dem Verhungern schützen. Das hat uns früher das Überleben gesichert – denn da gab es nicht jederzeit und überall etwas zu essen.

In unserer heutigen Welt schon – und dann läuft das Ganze leider ziemlich leicht aus dem Ruder.

Wenn wir also etwas mit vielen Kalorien und starkem Geschmack essen, dann merkt sich das unser Gehirn. Es verbindet gewisse Geschmacksrichtungen mit Energie. Reinen Zucker oder reines Fett an sich finden wir nicht besonders lecker. Aber Eis, Schokolade, Kuchen und Pizza finden wir ziemlich toll. Eine Kombination aus Fett, raffinierten Kohlenhydraten, Salz und Eiweiß – da jubiliert das Gehirn. Treffer!

Aber wie schon erwähnt: Was früher richtig selten war, ist heute allgegenwärtig. Deswegen fällt es uns auch so schwer, mit den Kalorienbomben, die an jeder Ecke lauern, klarzukommen. Was gut schmeckt, wollen wir öfter essen und auch gerne mehr davon. Beim Anblick von Karotten und Brokkoli (mikronährstoffreich, aber kalorienarm) läuft den meisten Menschen nicht auf die gleiche Art das Wasser im Mund zusammen wie bei Pizza, Burgern, Pommes, Keksen, Kuchen und Eis. Bei Versuchungen gibt es eine ganze Reihe von Strategien, die besser funktionieren, als ihnen mit Selbstdisziplin und Willenskraft zu widerstehen.

Strategie Nummer 1:
Vor Reizen schützen

Du musst nicht »einfach disziplinierter sein«, wenn dir das Widerstehen schwerfällt. So geht es vielen. Dein biologisches System reagiert einfach stark auf Essen. Also lasse diese Reize erst gar nicht an dein Gehirn. Wenn du Signale für das Essen nicht sehen, riechen, hören und schmecken kannst, dann löst das auch nicht den »ESSEN!«-Impuls aus.

So kannst du das gleich umsetzen:

- Apps mit Essensgutscheinen oder Ähnliches vom Handy löschen.
- Nicht in Restaurants gehen, in denen du in der Vergangenheit zu viel gegessen hast.
- Lieber ein verführerisches Essen weiter wegstellen (am besten aus dem Sicht- und Geruchsfeld) oder den Raum verlassen.
- Nicht im Internet auf Seiten und in Kanälen surfen, in denen dir leckeres Essen präsentiert wird. Aus diesen Newslettern austragen, Lesezeichen löschen, ausloggen, entfolgen und sogar Sperrungen einrichten.

Bitte deinen Partner, Freunde, Mitbewohner oder Mitarbeiter um Hilfe. Sie können für dich die Umwelt verändern, sodass du nicht ständig in Versuchung kommst. Sie können etwas wegstellen oder verstecken, von der Einkaufsliste streichen und Sperren einrichten, die du nicht so leicht umgehen kannst. Der Trick ist also, in deinem Alltag weniger oft in Versuchung zu kommen.

In den folgenden Situationen ist es sehr leicht, weniger zu essen:

- Du hast kaum Essen vor der Nase. Du siehst und riechst nichts Leckeres.

- Du hast nur eine geringe Auswahl an Lebensmitteln.
- Du bist satt.

Strategie Nummer 2: Puffer einbauen

Das, was wir nicht haben dürfen, wollen wir umso mehr. Deswegen ist es so wichtig, dass du nicht stur auf ein Ergebnis hinarbeitest, ohne dir dabei auch manchmal etwas zu gönnen. Es wird dir viel leichter fallen, dich an den Plan zu halten, wenn du ab und zu essen kannst, was du wirklich willst. Stell dir vor, du bekommst ein Stück Geburtstagskuchen angeboten. Du kannst es ablehnen und Nein sagen. Oder du isst einfach ein kleines Stück. Du wirst dadurch nicht langsamer abnehmen. Wenn du Kalorien zählst, kannst du das leicht bei deinen nächsten Mahlzeiten kompensieren. Wenn du nach deinem Hunger gehst, kannst du deine Mahlzeiten danach etwas proteinreicher und ballaststoffreicher gestalten.

Oder du nimmst einfach ein ganz kleines bisschen langsamer ab. Eine oder zwei unpassende Mahlzeiten werden deinem Erfolg nicht im Weg stehen. Bei drei Mahlzeiten am Tag und sieben Tagen in der Woche sind das zwei von 21 Mahlzeiten (also weniger als 10 Prozent). Darüber brauchst du dir keinen Kopf machen, wenn der Rest stimmt. Ausnahmen sind natürlich richtige »Fressattacken«.

Strategie Nummer 3: Leckereien bewusst einplanen

Gibt es Dinge, die du besonders magst? Sei es Eis, Schokolade oder Pizza? Natürlich kannst du sie auch ab und zu beim Abnehmen essen. Das solltest du sogar.

Zwei Tipps dazu:
- **Kaufe sie dir erst am nächsten Tag.** Oft vergisst man die Leckereien, die man unbedingt essen wollte, bis dahin. Dann waren sie gar kein so großes Bedürfnis.
- **Ganz bewusst und begrenzt essen.** Kaufe nur in der Menge, die du essen willst. Am besten isst du außerhalb der normalen Routine und Umgebung, wie den Kuchen in einem Café oder den einzelnen Schokoriegel im Park.

Sport und Training:
Ausrutscher – Wiedereinstieg
schaffen statt schleifen lassen

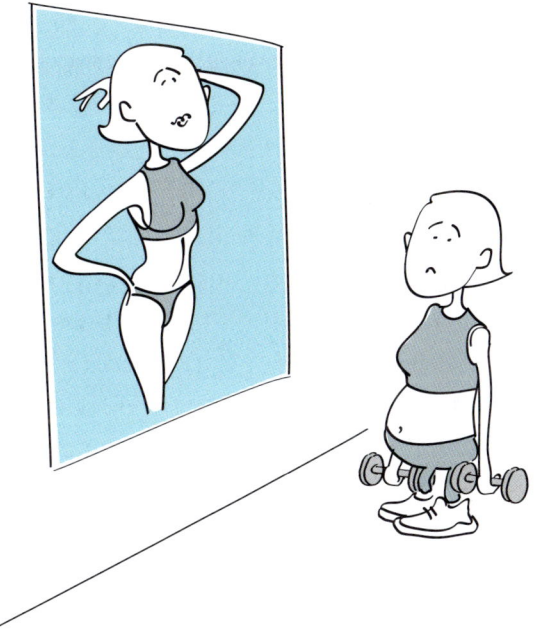

Ein Ausrutscher beim Sport sieht oft so aus: Du gehst zum Sport. Die ersten Wochen laufen gut und du beißt dich durch. Auch wenn du nach der anfänglichen Euphorie nicht mehr so motiviert bist, gehst du weiter hin. Aber nach ein paar Wochen kommt etwas dazwischen.

Du lässt eine Sporteinheit aus. Statt danach weiterzumachen, pausierst du länger. Du hast wieder nicht durchgehalten. Du hast das Gefühl, dass du jemand bist, der es einfach nicht schafft dranzubleiben. Und je länger du nicht zum Sport gehst, desto schwieriger fühlt es sich an, wieder einzusteigen.

Noch schlimmer ist es bei einer Verletzung: Hier ist es auch die leichteste Lösung, einfach aufzuhören und sich zu schonen. Dein Knie tut weh? Du hörst mit dem Laufen auf. Die Schulter schmerzt? Lieber erst mal kein Training. Aber es ist möglich, wieder zum Sport zu gehen – auch nach längerer Pause.

Den größten Fehler vermeiden: unfair vergleichen

Der größte Fehler, den fast jeder beim Wiedereinstieg macht, ist der unfaire **Vergleich** von deinem **jetzigen Ich mit deinem früheren Ich.**

Es ist für jeden schwerer, nach einer Pause wieder in das alte Verhalten zurückzukehren. Trotzdem verlangen viele nach einer Sportpause von sich die gleiche Leistungsfähigkeit wie vorher, als sie noch gut im Rhythmus waren. Es ist ja auch naheliegend, sich mit seinen letzten

Erfahrungen beim Sport zu vergleichen, aber dein Körper und Gehirn
sind nicht mehr an das gleiche Verhalten gewöhnt. Deine Zellen müssen sich also erst einmal wieder an
den für sie ungewohnten Reiz anpassen: egal ob im Gehirn oder in deinen
Muskeln.

Folgender Prozess wird dir helfen:

- Habe **Mitgefühl** mit dir selbst und mache dir keine Vorwürfe wegen deiner Sportpause. Fokussiere dich auf den Wiedereinstieg als Erfolg.
- **Akzeptiere**, dass es dir schwerer fallen wird als vorher.
- Du kannst deine Anstrengungen als ein deutliches Signal von **Wachstum** sehen.
- Fange **lächerlich klein und ganz spezifisch** wieder an. Mache nur einen Satz einer Übung. Oder geh bis zum Briefkasten. Danach kannst du umdrehen und hast dein Training geschafft.
- Setze dir eine **Obergrenze**, die deutlich unter deinen früheren Bestleistungen liegt. Damit verhinderst du, deine (noch zu hohen) Erwartungen zu enttäuschen. Das könnten zum Beispiel maximal zwei Übungen im Studio sein oder 20 Minuten spazieren gehen. Sobald du das schaffst, hörst du auch wirklich auf.
- **Plane den Termin fest in deinem Kalender ein.**
- **Finde die Ursachen** für deine Sportpausen und behebe sie. Sportsachen könntest du zum Beispiel immer dabeihaben, Teile davon im Fitnessstudio lagern oder Ersatzkleidung bei der Arbeit haben. Dann kannst du zur Arbeit mit dem Rad fahren (und dort die Kleidung wechseln), in der Pause laufen gehen oder nach der Arbeit immer zum Sport gehen (auch wenn du mal etwas nicht von zu Hause mitgebracht hast).

DAS MOTIVATIONSLOCH

Du bist frustriert, dass du es wieder nicht schaffst, das durchzuziehen, was du dir vorgenommen hast. Es fing so gut an, und machst du wieder nichts. Wie schön wäre es, sich selbst motivieren zu können, und motiviert zu bleiben. Dann könntest du die Dinge so zu Ende bringen, wie du sie dir vorgenommen hast – auch wenn es mal schwierig wird. Dafür hilft es zu verstehen, wie du motiviert bleibst und wie du auch ohne Motivation dranbleiben kannst.

Wie bleibst du motiviert?

Wir kennen das alle: Am Anfang einer Diät oder eines neuen Plans sprudeln wir nur so vor Motivation. Und dann schwindet sie ganz schnell. Warum? Am Anfang motiviert dich der innere Schmerz zu handeln. Aber nur solange er direkt an der Oberfläche brodelt. In extrem schmerzhaften Zuständen, in denen uns die Konsequenzen unseres Nicht-Handelns glasklar sind, fühlen wir uns besonders motiviert und wollen handeln. Vielleicht haben wir einen bösen Kommentar über unsere Figur gehört, Urlaubsfotos gesehen (»Huch, so sehe ich aus?«) oder es gab ein großes Ereignis (Scheidung, Krankheit, Geburt, Kündigung).

Wir sagen uns: »Ich werde abnehmen, egal, was es kostet«, oder: »Ich höre auf zu rauchen.« Wir sind in Bewegung. Wir handeln. Aber mit der Zeit fällt der Schmerz ab. Und das, was wir jetzt tun, ist immer noch anstrengend. Es ist immer noch neu und macht uns Angst. Und wir hören auf, daran zu arbeiten. Sobald der Schmerz nachlässt, lässt auch der Druck dranzubleiben nach.

Das hilft:

- **Warum:** Setz dich hin und schreib dir auf, warum du das machst. Warum willst du diesen Schmerz loswerden? Es ist dein persönliches »Warum«, das dich wirklich dazu gebracht hat, diese Zeilen hier zu lesen und etwas in deinem Leben zu verändern. In Momenten, in denen deine Motivation schwindet, kannst du dazu zurückkommen.

Tipp: Bereite dich vor. Hab dein »Warum« aufgeschrieben oder in Form von einem Symbol immer parat. In kritischen Momenten, in denen du oft demotiviert aufgegeben hast, hilft es dir dann. Am Kühlschrank, in deiner Brieftasche oder bei deinen Sportsachen … das können hilfreiche Orte sein, an denen du dein »Warum« deponierst.

- Unterscheidung: Fehlt wirklich Motivation oder fehlt dir Klarheit und du bist überfordert? Stelle dir folgende Frage: Weißt du genau, was du tun sollst und wie du es tun kannst? Wenn dir eigentlich nicht klar ist, was du tun sollst, kannst du dich blockiert, hilflos und machtlos fühlen. Dagegen hilft es, deine Fragen zu recherchieren und dann die Dinge in dem Ausmaß umzusetzen, zu dem du aktuell wirklich in der Lage bist. Das ist oft weniger, als man es sich wünschen würde.

Keine Motivation? Kein Problem. Wenn sie sich nach Motivation sehnen, versuchen viele, sie sich von außen zu holen, indem sie …

- inspirierende Zitate lesen,
- Videos mit heroischer Musik anschauen, bei denen sich Gänsehaut bildet,
- Ziele visualisieren und in Vorstellungen von deinem Erfolg schwelgen,
- motivierende Bilder aufhängen,
- mit Menschen reden, die sie inspirieren (oder ihre Bücher lesen, Hörbücher/Podcasts hören und Videos anschauen).

Aber: **Du brauchst gar keine Motivation, um etwas anzufangen.** Motiviert für etwas zu sein ist letztlich, dich bereit zu fühlen, etwas zu tun. Du machst jeden Tag viele Dinge, für die du nicht motiviert bist. Gefühle sind wie das Wetter. Manchmal ist es total wichtig, auf das Wetter (= die eigenen Gefühle) zu achten, manchmal bedeutet es nichts. Mit den Fragen »Wie kann ich mich motivieren?« und »Wie kann ich motiviert bleiben?« schaffst du dir eine zusätzliche Hürde.

Du kannst handeln, **ohne dich von deinen Gefühlen herumkommandieren zu lassen.** Oft ist es so, dass du dann direkt merkst, dass es eigentlich halb so wild ist. Wenn du erst einmal beim Sport bist und eine Übung machst, wirst du auch oft das ganze Training durchziehen.

Viele denken, dass die Reihenfolge folgendermaßen gehen muss:
Motivation ➜ Handlung ➜ Resultat
Aber sie geht auch so:
Handlung ➜ Resultat ➜ Motivation

Eine »Mini-Handlung«, wenn du feststeckst

Wenn du jetzt gerade nicht weiterkommst, probiere einmal Folgendes: Mache das, was du dir vorgenommen hast, **in einer Mini-Variante.**

Minihandlungen, wenn du feststeckst

- Du hast länger keinen Sport gemacht? Dann mache jetzt gleich eine Kniebeuge oder geh kurz vor die Türe ein paar Meter spazieren.
- Du bist länger nicht ins Studio gegangen? Dann geh jetzt hin und mache nur eine Übung. Sobald du das geschafft hast, war das ein Erfolg und du kannst gehen. Das Studio hat zu? Dann pack jetzt deine Sportsachen und gehe am nächsten Tag hin.
- Du hast lange nicht auf deine Ernährung geachtet oder die Diät abgebrochen? Dann iss jetzt etwas Eiweißhaltiges und etwas Gemüse.

Das kommt dir alles lächerlich wenig vor? Das ist der Sinn dahinter.

Sobald du erlebst (!), dass du diese kleinen Dinge schaffst, wirst du dir auch wieder mehr zutrauen. Das ganze Vorgehen hier funktioniert, weil es auf einer Therapieform beruht: auf der »Akzeptanz- und Commitment-Therapie«, kurz »ACT«.

Bei ACT handelt man mit Achtsamkeit für den Moment und die eigenen Gefühle nach den eigenen Wertvorstellungen, statt negative Gefühle zu vermeiden (durch Betäuben, Wegrennen oder Argumentieren). Die Wirksamkeit von ACT ist vielfach für verschiedene psychische und körperliche Erkrankungen nachgewiesen worden.[17]

Wichtig dabei: Nimm dir nicht extra viel vor, um es wiedergutzumachen. Und mache dir keinen Druck und keine Vorwürfe. Das funktioniert erwiesenermaßen schlechter. Wie in einem Kochtopf steigt der Druck und kann nirgendwo hin. Du wirst das, was dir Druck macht, in Zukunft vermeiden wollen. Außerdem wirst du noch brutaler mit dir ins Gericht gehen, um ins Handeln zu kommen. Wenn du lockerlässt, wirst du in Zukunft weniger aufschieben.[18] Viele tappen in genau diese fiese Falle: **Sie machen Druck, sich keinen Druck zu machen.** Und sobald sie merken, dass sie sich wieder Vorwürfe gemacht haben, machen sie sich Vorwürfe für die Vorwürfe. Aus dieser Spirale kommst du heraus, wenn du dir vergibst.

Um das zu ändern, kannst du dir folgende Fragen stellen:

- Würdest du so, wie du mit dir umgehst, mit einem Freund umgehen?
- Wie würdest du mit einer Freundin reden, die gerade an einem totalen Tiefpunkt ist?
- Würdest du mit ihr schimpfen, sie kritisieren?
- Oder freundlich, aufbauend und unterstützend für sie da sein?

Probiere es aus. Senke den Druck, geh freundlich und geduldig mit dir um und nimm dein Vorhaben in Angriff – in kleinen Schritten.

STILLSTAND AUF DER WAAGE: SO KANNST DU PLATEAUS ÜBERWINDEN

Du stehst jeden Tag auf der Waage, aber es passiert einfach nichts. Auch an deinem Körperumfang ändert sich nichts. Dabei wiegst du dein Essen penibel ab, und das schon seit mehreren Wochen. Warum nimmst du nicht ab? Machst du etwas Grundlegendes falsch?

Wie viel schöner wäre es, wenn …

- das Gewicht und dein Körperumfang endlich nach unten gehen würden,
- du dir sicher wärst, dass du Fett verlierst, weil du genau weißt, dass du alles richtig machst, auch wenn sich auf der Waage und an deinem Körperumfang kaum etwas verändert,
- du Wassereinlagerungen und andere Ursachen erkennen könntest, die deinen Fettverlust nur verstecken,
- du typische Fehler sicher erkennst und sie beheben kannst.

Hier hast du eine Anleitung dafür. Erst einmal klären wir, was dich nicht vom Abnehmen abhält – obwohl du es vielleicht schon oft gelesen oder gehört hast. So findest du heraus, was wirklich los ist und was du tun kannst.

Diese Gründe spielen beim Abnehmen keine Rolle:

- **Nahrungsmittelunverträglichkeiten:** Sie führen vielleicht zu Blähungen (und das merkst du!), aber verhindern nicht, dass du Fett verbrennst.

- **Ein zu hoher Insulinspiegel:** Das mit dem Abnehmen und Insulin funktioniert nicht so, wie oft behauptet wird. Solange du im Kaloriendefizit bist, wirst du auch mit einem höheren Insulinspiegel Fett verlieren. Einen ausführlicheren Artikel findest du im Bonusbereich unter drdotzauer.de/aa.

- **»Falsche« Lebensmittel,** die dein Körper nicht verwerten kann: Das ist Hokuspokus, um dir unnötige

Tests zu verkaufen. Wenn diese Lebensmittel nicht verwertbar wären, dann würden sie einfach durchrutschen, aber dich nicht am Abnehmen hindern.

- **Dein Stoffwechsel ist »eingeschlafen«.** Der Stoffwechsel passt sich an, das heißt, der Energieverbrauch des Körpers sinkt etwas während der Diät. Du bewegst dich (oft unbewusst) weniger und Reparatur- und Regenerationsprozesse laufen etwas langsamer ab. Deswegen heilen Wunden und Krankheiten auch schlechter während der Diät. Bei manchen Menschen sinkt der Kalorienverbrauch stärker ab als bei anderen Menschen. Trotzdem nimmt jede Person ab, solange sie im Kaloriendefizit ist.

- **Light- oder kalorienreduzierte Produkte (mit Süßstoffen) sind nicht schädlich** und halten deine Gewichtsabnahme nicht auf.

- **Stress verhindert, dass du im Kaloriendefizit Fett verlierst.** Das ausgeschüttete Cortisol (Stresshormon) fängt nicht an, magisch Fett zu halten oder sogar aufzubauen. Stress ist an sich keine »Blockade«. Aber: Zu viel Stress macht das Abnehmen härter, weil Regenerationsprozesse langsamer ablaufen, du mehr Wasser einlagerst und dein Appetit gesteigert sein kann. Dadurch kannst du zu viel essen, kannst Kraft und Muskelmasse verlieren und krank werden.

Was wirklich los ist und was dir hilft

1 **Dass dein Gewicht stagniert, ist ganz normal!**
Die meisten Menschen verlieren in den ersten Wochen relativ schnell ein paar Kilogramm auf der Waage. Dann kann das Gewicht auch ein paar Wochen am Stück stagnieren, das ist aber kein Grund zur Sorge.

2 **Klare, realistische Erwartungen.**
Wie viel kannst DU wirklich abnehmen (im Schnitt!)? Realistisch sind (im Durchschnitt!) **0,25 bis**

1 Kilogramm pro Woche oder 0,5 bis 1 Prozent von deinem Körpergewicht.

Das wären bei einer 60 Kilogramm schweren Person 0,3 bis 0,6 Kilogramm pro Woche, bei einer 100 Kilogramm schweren Person 0,5 bis 1 Kilogramm pro Woche. Besonders kleine, leichte Menschen – gerade Frauen (zum Beispiel 1,60 Meter groß und 55 Kilogramm schwer) müssen akzeptieren, dass sie langsamer abnehmen.

Gerade zu Beginn einer Abnehmphase kannst du allerdings auch schneller abnehmen. Dann sind **2 bis 2,5 Kilogramm pro Woche** oder **1,5 Prozent von deinem Körpergewicht möglich**. Für so eine schnelle Abnehmphase solltest du allerdings einige Dinge im Blick behalten – mehr dazu findest du im Bonusbereich drdotzauer.de/aa.

3 **Der Gewichtsverlust in einer Diät ist nicht linear.**
Du wirst nicht durchgängig 0,25 bis 1 Kilogramm pro Woche abnehmen

können. Das wird deinen Fettverlust »verstecken«:

- **Wassereinlagerungen** bei Stress, viel Sport, Hitze. Bei Frauen: kurz vor der Periode. Das können durchaus ± 3 Kilogramm sein!
- **Mehr Nahrung im Darm:** Wenn du angefangen hast, mehr Gemüse und Proteine zu essen als vor deiner Diät, lagert sich jetzt einiges im Darm an. Falls du vor der Diät täglich Stuhlgang hattest und jetzt nicht, ist das ein Anzeichen für mehr Darminhalt. Auch das kann dein Gewicht beeinträchtigen.
- **Muskelaufbau:** Durch mehr Muskeln erhöht sich dein Körpergewicht allerdings nur ein wenig, denn so schnell und viel Muskelmasse können die meisten Menschen gar nicht aufbauen. Was realistisch machbar ist, findest du in einem Artikel im Bonusbereich drdotzauer.de/aa heraus.

4 **Abnehmen ist leider nicht fair!** Andere Menschen sind genauso gebaut wie du, aber verlieren gleichmäßiger und schneller an Gewicht. Auch wenn du dich mehr anstrengst, mehr weißt und es schlau angehst, können andere Menschen bessere Fortschritte machen. Es hilft, das zu akzeptieren und dich mit dir selbst zu vergleichen statt mit anderen.

5 Wie misst du deinen Fortschritt? Der Durchschnitt hilft gegen Frust!

Am wichtigsten ist Folgendes:

- **Wiegen:** Wiege dich täglich im gleichen Zustand (zum Beispiel morgens nach dem Toilettengang) und schau dir nach einer Woche nur den Durchschnitt an.
Am besten benutzt du Excel, Google Sheets oder eine App. App-Empfehlungen findest du auf drdotzauer.de/aa.

- **Körperumfang:** Auch bei deinem Körperumfang solltest du dir nur den Durchschnitt anschauen und keine täglichen Werte vergleichen

- **Bilder:** Du kannst im wöchentlichen oder monatlichen Abstand Fotos von dir machen. Die sind dann auf dem Bildschirm direkt nebeneinander vergleichbar und geben dir ein viel objektiveres Bild als der Blick in den Spiegel. Genauer beschrieben ist das im Kapitel Tracking (auf Seite 58f.).

6 Ursachen analysieren

- **Bewegung und Ernährung überprüfen:** Bist du wirklich im Kaloriendefizit?

- **Kaloriendefizit sicherstellen:** Du bist signifikant unter deinem **echten Kalorienverbrauch** und **misst deine Kalorienaufnahme genau**? Auf meiner Website findest du einen Kalorienrechner, der dir hilft, deinen Tagesverbrauch zu schätzen: drdotzauer. de/aa. Deinen tatsächlichen Kalorienverbrauch kann man aber nur mit einer Messung von Sauerstoff und Kohlenstoffdioxid in deiner ausgeatmeten Luft ermitteln.

ZUM KALORIENDEFIZIT IST ES WICHTIG, FOLGENDES ZU VERSTEHEN

Deine getrackte Kalorienaufnahme ist, auch wenn du alles ganz genau aufschreibst und abwiegst, immer nur eine **Schätzung**. Trotzdem hilft es jedem, seine Ernährung ein paar Tage lang zu notieren, so lernt man viel besser einzuschätzen, was und wie viel man zu sich nimmt. Es sorgt für sehr viele Aha-Momente, wenn man auf einmal erkennt, wie viele Kalorien in Lebensmitteln versteckt sein können (zum Beispiel hat der »gesunde« Salat mit Lachs und Olivenöl 900 Kalorien) und wie sehr man sich verschätzt hat. Ob man tatsächlich im Kaloriendefizit ist, kann man mit reinem Rechnen und Aufschreiben also **nicht sicher sagen**. Deswegen hörst und liest du auch viel davon, dass Kalorien eigentlich nicht wichtig seien, sondern Hormone, Gene oder Kohlenhydrate/Fette/Proteine. Ob du in einem Kaloriendefizit bist, erkennst du nur daran, dass du über mehrere Wochen weiter an Gewicht verlierst.

Was du außerdem beachten solltest, ist das Folgende:

- **Proteinzufuhr:** mindestens 2 Gramm pro Kilogramm.

- **Fettzufuhr:** Fette sind sehr wichtig für deinen Hormonhaushalt, weswegen du mindestens **0,6 Gramm pro Kilogramm** zu dir nehmen solltest – außerhalb einer schnellen Abnehmphase. Sonst kämpfst du unnötig mit Fressattacken, Müdigkeit, Depressionen und Leistungseinbrüchen.

- **Gemüse: 10 Gramm pro Kilogramm** Körpergewicht sind ein guter Richtwert an kalorienarmem Gemüse wie Paprika, Karotten, Gurke, Blumenkohl. Obst kann auch dabei sein, allerdings solltest du auf deine Kalorienzufuhr und Sättigung aufpassen. Trockenobst zum Beispiel ist zwar Obst, aber in sehr konzentrierter Form. Wie bei einer Süßigkeit wirst du eher wieder hungrig.

- **Schlaf:** So viel schlafen, dass du erholt aufwachst. Das können sechs, acht oder auch zehn Stunden sein. Ein paar Tipps:

- In absoluter Dunkelheit oder mit einer Schlafmaske schlafen.
- Lichtwecker besorgen oder dafür sorgen, dass du von der »Sonne« geweckt wirst.
- Abends Lichter herunterregeln und auf Geräten mit Bildschirmen (Computer, TV, Handy, Tablet) f.lux und ähnliche Blaulichtfilter installieren.
- Magnesium und Glycin abends vor dem Einschlafen nehmen.
- In absoluter Ruhe oder mit Ohrstöpseln schlafen.

- **Bewegung:** Bist du täglich in Bewegung? Machst du regelmäßig Krafttraining?

Nimmst du Medikamente?

Diese Medikamente könnten dir das Abnehmen erschweren:

- **Kortison,** zum Beispiel in Spray-Form, wirkt vor allem in der Lunge. Die Wirkung auf den gesamten Körper, die das Abnehmen erschwert, ist viel geringer.

- **Psychopharmaka** wie **Antidepressiva** oder **Antipsychotika.**

Du solltest diese Medikamente natürlich **nicht einfach absetzen,** sondern das **mit deinem behandelnden Arzt besprechen.**

Hormonelle Ursachen

- Deine **Schilddrüse** – lasse deinen **TSH-Wert** beim Arzt testen. Wenn möglich, solltest du auch die Werte **T3** und **T4** mitbestimmen lassen, um ein volles Bild deiner Schilddrüse zu bekommen. Ein TSH-Wert von über 4 Milli-Units pro Liter (mU/l) spricht für eine Schilddrüsenunterfunktion – manche Ärzte sehen sogar schon Werte ab 2,5 mU/l als problematisch an. Dein Arzt sollte sich aber das Gesamtbild anschauen.
- Frauen können sich auch auf das polyzystische Ovar-Syndrom (PCOS) untersuchen lassen, was das Abnehmen erschwert.

Deine Genetik

Wie schnell und leicht hast du in der Vergangenheit abgenommen? Wie leicht fällt es deinen Verwandten (wenn sie sich wirklich anstrengen)? Daran kannst du deine Erwartungen anpassen.

Du verstehst jetzt besser, warum dein Gewicht stagniert – nun kannst du überlegen, was du tust.

Option 1: Du bist im Defizit und der Fettverlust ist nur versteckt.
Hier hilft: weitermachen, Geduld haben und dieses Kapitel zum Beruhigen nochmals lesen, wenn die Unsicherheit zurückkommt.

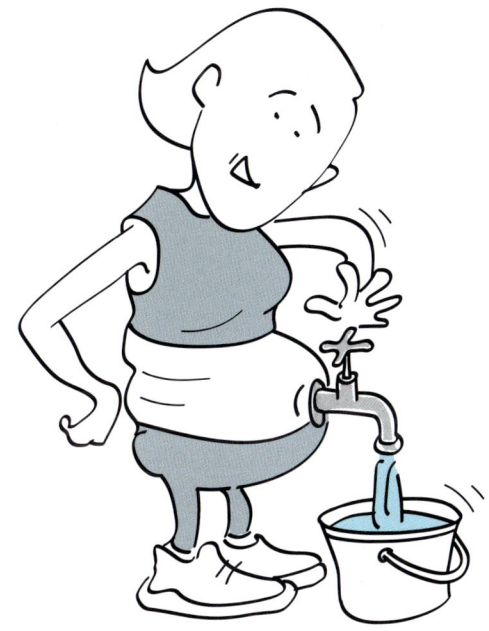

Option 2: Den versteckten Fettverlust zum Vorschein bringen.
Wenn es dich zu sehr nervt, keinen Fortschritt zu sehen, obwohl du eigentlich alles richtig machst, kannst du Folgendes tun: dich **entstressen** und **entwässern**. Das ist natürlich leichter gesagt als getan! Hier helfen dir:

- Akzeptanz und Entspannungsübungen wie Spazierengehen.

- **Magnesium**, 400 bis 800 Milligramm – hilft auch gegen Was-

sereinlagerungen an sich; bei Durchfall solltest du die Dosis reduzieren.

- **Theanin** – kann man auch direkt in den Kaffee geben, um morgens zwar konzentriert, aber nicht so überdreht zu sein.

- **Adaptogene** wie **Ashwagandha**: 500 Milligramm Extrakt oder 5 Gramm gemahlenes Pulver) oder **Rhodiola rosea** (»Rosenwurz«): 300 bis 700 Milligramm.

- **Ein Refeed:** Wenn du schon ziemlich schlank bist (Körperfettanteil bei Männern < 12 Prozent/bei Frauen < 22 Prozent), kann auch ein Refeed helfen (das heißt eine gewisse Menge möglichst reine Kohlenhydrate essen), um Wasser aus dem umliegenden Gewebe in die Muskeln zu ziehen. Viele Menschen sehen am nächsten Tag sofort schlanker und athletischer aus.

- **Abends etwas Alkohol trinken,** das entwässert.

- **Abführendes essen/trinken** wie:
  - (getrocknete) Pflaumen,
  - Kaffee,
  - Magnesium (siehe oben).

Option 3: Wenn es nicht vorangeht und du dich schlecht fühlst: Mache einen Refeed oder eine Diätpause.
Sofern du auch bei deinen Werten keine Veränderung siehst, also …
- dein Gewicht steht (oder sogar steigt),
- deine Fotos keine Veränderung zeigen,

- dein Körperumfang gleich bleibt …
- …und du dich parallel …
- müde, erschöpft und ausgelaugt fühlst,
- deine Leistung beim Sport weiter abfällt …
- …dann ist es Zeit für einen Refeed oder eine Diätpause von mehreren Tagen.

Danach wird es dir besser gehen und deinem Körper wird eine weitere Gewichtsabnahme leichter fallen.

Option 4: Wenn nichts vorangeht und du dich gut fühlst: Intensiviere deine Diät.
Siehst du bei Gewicht, Bildern, Körperumfang schon seit mehr als vier Wochen keinen Fortschritt?
- Gewicht steht (oder steigt).
- Bilder sehen gleich aus.
- Körperumfang bleibt gleich.
- Beim Sport erhältst du aber deine Leistung oder steigerst sie?

Das spricht alles dafür, dass du mittlerweile so viel Energie verbrauchst, wie du aufnimmst. Dann kannst du dein Kaloriendefizit auch wieder vergrößern.

Das bedeutet:

1 Bewegung hochfahren und/oder ...

2 ... weniger Kalorien zu dir nehmen – durch Reduktion von Kohlenhydraten oder Fetten.

Ob du mehr auf Bewegung oder weniger Kalorien setzen solltest, hängt davon ab, was dir leichter fällt und in der Vergangenheit besser funktioniert hat.

FRESSATTACKEN UND HEISSHUNGER

Tatort Couch: Du frisst, was du in die Finger bekommst. Mit dem Löffel im Nutellaglas fragst du dich, was du dir denn als Nächstes reinstopfen kannst.

Eine solche Fressattacke kann wie ein Rausch sein: Du beobachtest dich beim Essen, statt in Kontrolle über dein eigenes Handeln zu sein. Vielleicht fühlst du dich dabei innerlich ziemlich leer. Oft kommt so eine Attacke nach ein paar Tagen disziplinierter Ernährung – als wäre ein Schalter umgelegt worden. Viele schämen sich dafür und reden nicht einmal mit ihren engsten Freunden darüber. Dabei ist das gar nicht selten! Sehr oft bekomme ich Nachrichten, in denen mir von genau diesen Problemen berichtet wird.

Die gute Nachricht: Diese Fressattacken kann man loswerden und den Versuchungen in Zukunft besser (wenn nicht sogar mühelos) widerstehen. Dann wird das Gewicht nach unten gehen und das Wichtigste: Du fühlst dich wohl dabei.

Wichtiger Hinweis: Falls du Fressattacken gar nicht von dir kennst, auch auf keinerlei Diät oder Ernährungsumstellung bist und du sonstige Symptome bemerkst wie Müdigkeit, ständige Infektionen und häufiges Wasserlassen, gehe lieber zum Arzt, um dich durchchecken zu lassen. Denn hinter den Heißhungerattacken könnte auch eine Erkrankung wie zum Beispiel Diabetes stecken.

So wirst du deine Fressattacken los:

1. Kaloriendefizit

Halte dich an ein Kaloriendefizit von maximal 20 Prozent unter deinem Gesamtverbrauch (nicht »Grundumsatz«).

Wenn du unbedingt schneller abnehmen willst und dann Fressattacken erlebst, sabotierst du deine Diät immer wieder. Denn »noch ein bisschen weniger essen« führt dazu, dass dein Körper dich zum Essen »zwingt«. Hierbei hilft es dir zu akzeptieren, dass deine »langsame« Diät immer noch der schnellste Weg zum Ziel ist. Mit einem geringeren Defizit und dafür ohne Fressattacken abzunehmen, ist die Abkürzung, nach der du suchst.

Diese Grenze für dein Kaloriendefizit gilt natürlich nur im Fall von Fressattacken – ein größeres Defizit ist auch absolut okay, wenn du nicht solche Probleme hast! Deinen Kalorienverbrauch kannst du mit dem Kalorienrechner berechnen, den du im Bonusbereich drdotzauer.de/aa findest. Lies dir aber genau die Anleitung und Erklärung dazu durch, denn kein Rechner kann wirklich deinen echten Verbrauch genau errechnen.

2. Eiweißzufuhr

Stelle deine Eiweißzufuhr von 2 bis 3 Gramm pro Kilogramm am Tag sicher. Für eine **60 Kilogramm schwere** Person sind das **120 bis 180 Gramm Eiweiß** am Tag.

3. Genügend Gemüse

Iss mindestens **10 Gramm pro Kilogramm Körpergewicht** kalorienarmes, möglichst ballaststoffreiches Gemüse täglich, zum Beispiel Karotten, Paprika, Brokkoli, Blumenkohl und so weiter. Falls du Blähungen bekommst, kannst du die Kohlsorten weglassen (wie Brokkoli und Blumenkohl).

Tipp: Faulheit nutzen! Arbeite mit deiner Faulheit, indem du sie in deine Planung einbeziehst. Du kannst der Architekt deiner Verhaltensmuster werden, anstatt zu versuchen, dich mehr »zusammenzureißen«. So mache ich das auch in den Beratungen mit meinen Klienten.

Zwei ganz konkrete Ratschläge, um deine Faulheit für dich zu nutzen:

1 **Mache dir Schädliches schwerer:** Statt dir Vorwürfe zu machen, dass du nicht besser widerstehen kannst, sorge dafür, dass unpassende Lebensmittel nicht in deiner Reichweite sind. Am besten kaufst du erst gar nichts davon. Falls du diese Lebensmittel trotzdem in deiner Umgebung hast, kannst du auf Abstand gehen (zum Beispiel aus dem Raum gehen) oder sie aus deinem Sichtfeld räumen (zum Beispiel in eine Schublade).

2 **Mache dir Hilfreiches leichter:** Bitte nicht den Anspruch haben, »einen richtigen Salat« zu machen oder zu kochen, wenn das schon in der Vergangenheit nicht geklappt hat. Habe lieber Karotten, Tomaten und Gurke oder eiweißhaltige Lebensmittel jederzeit essfertig im Kühlschrank parat. Das Gemüse kannst du dann auch direkt mit vorbereitetem Magerquark-Dip oder Ähnlichem essen. Vieles davon kannst du auch im Supermarkt verzehrfertig kaufen, um noch weniger Aufwand zu haben. Probiere aus, was dir schmeckt, dann wirst du dauerhaft etwas Passendes zu essen finden, wenn dich der Heißhunger überkommt.

4. Kein HIIT (High-Intensity-Intervalltraining)

Mache lieber richtiges Krafttraining und gehe zusätzlich spazieren.

5. Trigger finden und entfernen

Was löst die Attacken aus? Wenn du herausfindest, was bei dir genau solche Attacken auslöst, kannst du gezielt dagegen vorgehen.

- **Gibt es spezielle Lebensmittel, die die Attacken auslösen?** Das könnten zum Beispiel Süßigkeiten, Gebäck oder Nutella sein. Wenn du es schaffst, diese so weit wie möglich aus deinem Leben zu verbannen, brauchst du ihnen auch nicht mehr widerstehen.

- **Wie fühlst du dich vor deinen Attacken und währenddessen?** Quälend leer und voller Ängste?

- Oft hilft eine Fressattacke (= emotionales Essen) dir nicht weiter – und das ist dir ja auch bewusst. Hilfreich ist es, ganz frei aufzuschreiben (auf Papier), was dir gerade durch den Kopf geht und wie du dich fühlst. So verstehst du besser, was gerade in dir los ist – allein das hat oft schon einen therapeutischen Effekt.

- Auch der **Zeitpunkt** deiner Fressattacken kann dir helfen, Auslöser zu finden. Wann sind diese Attacken? Nur am Wochenende? Auf dem Heimweg von der Arbeit? Bei vielen Menschen kommt es durch einen **langweiligen oder besonders stressigen Job** abends zum Frustessen. Hier kann dir ein Jobwechsel oder eine Veränderung in deinem Job (andere Aufgaben etc.) helfen.

- **Für Frauen: Die Pille als Auslöser überprüfen.** Bei Frauen kommt es auch oft zu Heißhungerattacken, weil sie die Pille nehmen. Falls du

---

WARUM KEIN HIIT?

Menschen, die HIIT machen, übertreiben es tendenziell mit dem intensiven Training. Um besser auszusehen und Fett zu verlieren, funktioniert eine Kombination aus Krafttraining und leichter Bewegung meistens besser. Hochintensives Intervalltraining kann zu Fressattacken führen.

Besser funktioniert es, gezielt Muskeln mit einer Form von Widerstandstraining (Körpergewicht, Maschinen oder Hanteln) zu erhalten und aufzubauen.

In speziellen Fällen kann HIIT hungerunterdrückend wirken, aber das betrifft eher das Leistungssportlevel beziehungsweise sehr ambitionierte, komplexe Diäten.

das bei dir bemerkst: Geh zu deinem Frauenarzt/deiner Frauenärztin und besprechc das. Denn es gibt »die Pille« auch mit Wirkstoffen, die weniger Heißhunger auslösen.

6. Wie du mit dir umgehen kannst: Kritik versus Mitgefühl

Viele Menschen, die unter Fressattacken leiden, gehen mit sich extrem hart ins Gericht. Sie machen es paradoxerweise damit nur noch schlimmer und wahrscheinlicher, wieder eine solche Fressattacke zu erleiden. Hilfreicher wäre es, sich mit Mitgefühl (nicht Mitleid) zu begegnen.

Übertriebener Perfektionismus ist oft eher unsere Reaktion auf Angst. Denn wer alles perfekt macht, der kann nichts falsch gemacht haben. Oder es kann ein Versuch sein, die eigene gefühlte Wertlosigkeit zu kompensieren.

Die Lösung dafür ist eben nicht, sich mehr zusammenzureißen, sondern sich mehr zu akzeptieren. Schau dazu gerne noch mal in den Buchabschnitt über »Ausrutscher« (siehe ab Seite 72).

Hat das alles noch nicht geholfen? Dann gibt es noch mehr Optionen für dich!

Option 1: Professionelle Hilfe

Du könntest professionelle Hilfe in Anspruch nehmen, also zu einem Arzt oder Psychotherapeuten gehen und deine Probleme mit dem Essen schildern. Hinter den Fressattacken könnte nämlich auch eine Depression oder Essstörung stecken.

Absolut entscheidend für eine Psychotherapie ist immer die Patienten-Therapeuten-Beziehung. Deswegen geh nicht zu einem Therapeuten – geh zu zehn! Ich weiß, das klingt verrückt, aber es gibt genügend Leute, die zum erstbesten Therapeuten gehen, der freie Termine hat, und dort bis zu hundert Stunden bleiben, obwohl sie sich nicht ernst genommen und gut aufgehoben fühlen. Achte darauf, wie du dich in den Erstgesprächen fühlst.

Kannst du dich dem Therapeuten/der Therapeutin frei mitteilen? Fühlst du dich verstanden? Fühlst du dich wohl?

Option 2: Zu lange und zu hart Diät und Sport gemacht

Vielleicht hast du es mit der Ernährung und deinem Training übertrieben und dein Körper zeigt dir, dass eine Pause angesagt ist. Nach mehreren Monaten Diät (oft Low Carb) sagt der Körper oft: Es reicht jetzt! Hier hilft dir eine mehrwöchige Diätpause (mindestens Erhaltungskalorien) mit vielen Kohlenhydraten (150 Gramm oder mehr pro Tag) und weniger Training.

HUNGER

Hunger! Wenn der Magen knurrt, willst du am liebsten wie ein Scheunendrescher losfressen. Du kannst nur noch an Essen denken – wie es riecht, wie es aussieht, wie es schmeckt. Einzig deine Disziplin kann dich dann davon abhalten, dir täglich Tausende Kalorien reinzufuttern.

Wie viel leichter würde dir das Abnehmen fallen, wenn du im Kaloriendefizit satt und zufrieden wärst?

> **Gerade in der Diät stellen sich also folgende Fragen:**
>
> - Was macht lange und schnell satt? (bei wenigen Kalorien)
> - Wie kannst du deinen Hunger unterdrücken oder sogar ganz
> - loswerden?
> - Mit den folgenden Maßnahmen bekommst du den Hunger in den Griff.

Ganz ohne Kalorien

1 **»Hunger« als Durst enttarnen:** Wenn du denkst, hungrig zu sein, trink etwas ohne Kalorien, wie zum Beispiel Wasser, Softdrinks ohne Zucker, Tee oder Kaffee.

2 **Hunger von Appetit unterscheiden:** Ignoriere das Loch im Magen für 30 bis 60 Minuten und lenke dich mit einer Beschäftigung ab. Fernsehen reicht da oft nicht – es sollte etwas sein, was dich wirklich beschäftigt und womit du in den »Flow« kommst, wie zum Beispiel …

- konzentriert arbeiten, schreiben, basteln, etwas reparieren,
- aufräumen,
- (Computer-)spielen,
- spazieren gehen (mit Gesellschaft, Podcast oder Hörbuch).

Ist das Gefühl dann weg? Wenn ja, war es vermutlich nur Appetit.

3 **Dem Hunger davonlaufen:** Auch ein leichtes körperliches Training kann hilfreich sein, zum Beispiel locker 20 Minuten joggen oder eine andere Form von entspanntem Sport. Du kannst dem Hunger also regelrecht davonlaufen! Doch Achtung: Trainiere wirklich locker, denn sonst kann das Gegenteil passieren und du bekommst sehr großen Hunger.

4 **Nicht widerstehen, sondern Reize ausschließen:** Wenn du nichts siehst, riechst oder hörst, was dich an Essen erinnert, dann haben Augen, Nase und Ohren keine Chance, etwas an dein Gehirn zu leiten, was den »Essen!«-Impuls auslöst.

5 **Koffein/Grüntee-Extrakt/Kaffee/Tee zu dir nehmen:** Das hilft leicht, den Hunger zu unterdrücken. Bitte nur morgens und nicht zu spät, damit es deinen Schlaf nicht stört.

6 **Abends, wenn du noch etwas essen willst:** Zähne putzen. Der veränderte Geschmack im Mund und der Unwille, sich nochmals die Zähne zu putzen, kann oft ausreichen, ohne weiteres Essen ins Bett zu gehen.

Mit möglichst wenig Kalorien

Wenn ein paar Kalorien noch in deinem Budget drin sind, brauchst du kalorienarme Sattmacher. Sie liefern viel Volumen und bestehen entweder aus kaum für den Körper verwertbaren Nährstoffen oder aus Eiweiß und Ballaststoffen.

1 Eine Mahlzeit aus eiweiß- und ballaststoffreichen Lebensmitteln essen, zum Beispiel Hähnchenbrust mit Brokkoli oder Karotten und Paprika mit Magerquark-Dip.

2 Götterspeise mit Süßstoff statt Zucker zubereiten: Dieses Dessert hat wenige Kalorien, aber viel Volumen. Du könntest damit bis zu 2 Kilogramm Nahrung mit nur 140 bis 160 Kilokalorien zubereiten – dazu sind die Kalorien größtenteils Eiweißkalorien.

3 Konjakmehl benutzen (daraus sind auch Shirataki-Nudeln/Reis und Glucomannan-Kapseln). Das Konjakmehl kann man einfach ins Wasser mischen (dickt schnell an) und mit Joghurt verrühren. Eine Empfehlung findest du im Bonusbereich drdotzauer.de/aa.

Langfristig denken: Du hast ständig Hunger?

Dann solltest du nochmals überprüfen, ob du dich an die Grundregeln hältst:

- **Kein zu aggressives Kaloriendefizit** über viele Wochen oder gar Monate hinweg.

- Insgesamt eine **hohe Eiweißzufuhr von 2 Gramm pro Kilogramm Körpergewicht** oder mehr.

- Viele **Ballaststoffe** (Gemüse!).

- **Mikronährstoffreiche Lebensmittel,** also möglichst **unverarbeitete Lebensmittel,** um relative Nährstoffmängel an Mineralien und Vitaminen zu verhindern. Diese Mängel können auch zu gesteigertem Appetit führen.

- **Bei jeder Mahlzeit** viel (Kalorienfreies) **trinken, Eiweiß und Ballaststoffe** (Gemüse!) essen.

- **Genug Schlaf!** Bei zu wenig Schlaf fangen viele von uns an, zu viel zu essen. Wenn du zu wenig schläfst, verlierst du außerdem wahrscheinlich Muskelmasse in der Diät.[19]

- **Genug Fett!** Bei einem Fettgehalt von unter 0,6 Gramm pro Kilogramm Körpergewicht kommt es bei einigen Menschen zu einem starken Hunger. Egal, wie viel Gemüse und Protein sie essen – erst wenn sie Fett zu sich nehmen, wird dieser Hunger gestillt.

Befolgst du das alles, aber hast immer noch Probleme?

Bist du schon längere Zeit auf einer Diät? Insbesondere einer Low-Carb-Diät? Und hast dabei die ganze Zeit Hunger?

Dann ist vermutlich dein Leptinspiegel niedrig (das heißt, du fühlst dich weniger satt, antriebsarm und so weiter) und dein Ghrelinspiegel (= Hungersignal) erhöht. Dann hilft vor allem ein Refeed (viele Kohlenhydrate auf einmal). Das erhöht über mehrere Tage, wie auch eine Diätpause, den Leptinspiegel und senkt den Ghrelinspiegel. Außerdem entlastet ein Refeed oder eine Pause die Psyche, füllt die Muskeln wieder mit Glykogen auf und hebt dein generelles Energielevel. Deswegen sind Refeeds und Pausen auch ein fester Bestandteil in Programmen, mit denen du besonders schnell abnehmen kannst. Mehr dazu im Bonusbereich drdotzauer.de/aa.

Solltest du deinen Hunger überhaupt unterdrücken?

Das kommt sehr auf deine Situation an. Hunger ist ein Signal unseres Körpers. Sosehr Hunger und Appetit ein Problem beim Abnehmen sind: **Unser Körper will mit dem Hungersignal unser Leben retten.**

Denn damit stellt er sicher, dass wir genug Energie und Nährstoffe zu uns nehmen. Magen, Darm, Gehirn, Nervenbahnen und Hormone bilden zusammen ein System, das unseren Hunger steuert.

Wir sind eher satt, wenn …

- unser Magen voll ist,
- wir viel Eiweiß zu uns nehmen,
- wir Fett in der Nahrung hatten, die gerade im Bauch ist,
- unsere Glykogenspeicher in Leber und Muskeln voll sind,
- wir keinen Mikronährstoffmangel haben,
- wir schon länger nicht im Kaloriendefizit, sondern im Erhalt oder Überschuss waren.

Ob du deinen Hunger unterdrücken solltest oder nicht, hängt davon ab, zu welcher der folgenden Gruppen du eher gehörst:

Die Gruppe »ganz vieles, was ich hier über das Abnehmen lese, ist mir neu«: Dein Hunger versucht, dich vermutlich auf Mangelzustände hinzuweisen. Es fehlt dir vielleicht an Energie, Schlaf, Nährstoffen, du trainierst zu viel und du könntest zu viel Stress haben.

Die Gruppe »ich mache schon alles richtig und ich will weiter abnehmen«: In diesem Fall solltest du deinen Hunger einfach akzeptieren und versuchen, ihn zu unterdrücken, auch wenn es dir schwerfällt.

Was ist mit Disziplin?

»Einfach durchhalten«, das sagt sich so leicht gegen Hunger. Bei vielen schon immer schlanken Menschen setzt der Hunger auch nicht so quälend ein wie bei den genetisch Dickeren. Wir sind von unserer Genetik her unterschiedlich anfällig für Hunger. Mein kleiner Bruder hat – egal, was er isst – ein Sixpack. Zunehmen ist für ihn harte Arbeit. Für mich ist es genau andersherum.

Warum? Weil für den einen Essen unwichtig ist. Er hat keinen Hunger, fühlt sich schnell voll und kann stundenlang glücklich sein, ohne zu essen. Zu essen ist für ihn sogar nervige Pflicht.

Der andere möchte am liebsten die ganze Zeit essen. Ich selbst zum Beispiel liebe es zu essen! Es schmeckt mir immer großartig und ich möchte nie damit aufhören. Aufgewachsen sind wir aber im gleichen Haushalt und haben das gleiche Verhalten unserer Eltern erlebt.

Mach dir also auf keinen Fall Vorwürfe, wenn du schneller und leichter hungrig bist als andere. Du bist nicht faul und gierig. Es liegt nicht an fehlender Disziplin, wenn du immer wieder mehr isst als andere. Du kannst mitfühlend mit dir selbst Stück für Stück bessere Lösungen für dich finden.

Weitere hilfreiche Methoden gegen den Hunger

- **Intervallfasten ausprobieren.** Dabei isst du prinzipiell kein Frühstück und ein spätes Mittagessen. Der Körper gewöhnt sich nach zwei bis drei Wochen um und du hast während der Fastenphase oft gar keinen Hunger (Männer oft mehr als Frauen). Es fällt einigen Menschen so leichter, weniger zu essen. Mehr zum Intervallfasten im Bonusbereich drdotzauer.de/aa.

- **Dein Fette-und-Kohlenhydrate-Verhältnis verschieben.** Bei manchen Leuten wirken Kohlenhydrate sättigender, bei anderen sind es Fette. Probiere es aus und achte darauf, wobei du weniger Hunger hast.

- **Den Hunger begrüßen.** Es gibt noch eine Möglichkeit: **Du kannst den Hunger in einer Diät begrüßen!** Er kann ein **gutes Zeichen** sein. Ein Zeichen, dass du abnimmst. Achte aber bitte darauf, dass du die anderen oben beschriebenen wichtigen Maßnahmen bei einer Diät schon befolgst. Manch einer freut sich dann sogar, dass der Hunger wieder auftaucht – **schließlich geht's voran!**

105

EMOTIONALES ESSEN

Hast du bei Stress und Ärger das starke Bedürfnis, dir **jetzt** etwas zu gönnen?

War es auf der Arbeit blöd oder du hast dich geärgert, denkst du dir: *»Ich möchte wenigstens eine gute Sache am Tag erleben.«* Dann greifst du zum Beispiel zu Schokolade. Oder du bemerkst bei dir, dass du am Ende des Arbeitstages als Motivation für den »Endspurt« anfängst zu naschen. Wenn du einen guten Tag hast, belohnst du dich, wenn du einen schlechten Tag hast, tröstest du dich so.

Emotionales Essen quält viele Leute. Du weißt vielleicht schon längst, dass du aus Frust, Stress, Einsamkeit und zur Belohnung isst, kannst aber oft nichts dagegen tun.

Die folgenden Ratschläge können dir helfen, das emotionale Gefuttere zu überwinden.

Gegen emotionales Essen wird oft Ablenkung empfohlen, zum Beispiel durch einen Spaziergang, das Lesen eines Buches oder Surfen im Internet. Aber das ist leider nicht immer möglich, zum Beispiel auf der Arbeit. Deinen Schreibtisch zu putzen und aufzuräumen, wird auch oft nicht lange genug dauern, um die Zeit zu überbrücken.

Folgende Vorgehensweise empfiehlt sich dann:

Schritt 1: Sicherstellen, dass es kein Hunger ist. Um echten Hunger und Gefühle voneinander zu unterscheiden, schau noch mal genauer den vorherigen Buchabschnitt über hungerbasiertes Abnehmen (siehe ab Seite 52).

Schritt 2: Festhalten, was los ist. Schreib dir am besten auf, was dich beschäftigt. Sorge je nach »Tatort« (zum Beispiel Kühlschrank) dafür, dass du genau dort Stift und Papier deponierst.

Schritt 3: Eine der folgenden Strategien ausprobieren. Sie drehen sich alle darum, mit deinen Gefühlen anders umzugehen:

- **Fühlen:** Statt deine Gefühle zu unterdrücken oder mit Essen zu verdrängen, kannst du sie bewusst akzeptieren und fühlen.
- **Die kritische Frage stellen: Wird essen dir jetzt wirklich weiterhelfen?** Höre in dich hinein und finde heraus, wie es dir geht. Dann kannst du überlegen, was dir am besten helfen könnte.
  Abends nach einem langen Tag kannst du einfach müde oder gestresst sein. Nach dem Essen der letzten Schokolade hast du dich vielleicht nicht wirklich besser gefühlt. Manchmal warst du sogar enttäuscht, weil es deinen anderen Zielen, wie abzunehmen, im Weg stand.
- **Deine Gefühle anders bewerten:** Wie kannst du die gleichen Fakten so sehen, dass sie weniger negative Gefühle verursachen? Versuche einen Perspektivwechsel, indem du zum Beispiel eine stressige Aufgabe oder Situation als eine Herausforderung siehst, an der du wächst. Wenn du so eine Situation gemeistert hast, wirst du in Zukunft diese Probleme leichter lösen können.
- **In den Moment zurückkommen (»atmen«):** Im Hier und Jetzt ist alles weniger schlimm, als es sich anfühlt. Vieles fühlt sich so an, weil wir Angst vor der Zukunft haben oder uns über die Vergangenheit ärgern. Es ist unsere Bewertung der Situation und die Sorgen vor den Konsequenzen, die uns belasten. Selten ist wirklich in dem Moment etwas Schlimmes passiert.
  Tipp: An den Kühlschrank einen Zettel mit dem Wort »atmen!« kleben. Sobald du ihn siehst, wirst du daran erinnert, zurück zu deinem Atem zu kommen.
- **Etwas essen und später kompensieren:** Du kannst natürlich auch einfach etwas essen und dafür später etwas weniger. Wenn du dich auf eiweiß- und ballaststoffreiche Lebensmittel konzentrierst, bleibst du länger satt.

Wenn das alles nicht funktioniert, hast du noch eine weitere wertvolle Option: professionelle Hilfe. Denn negative Gefühle durch Essen zu kompensieren, kann ein sehr tiefgehendes Verhaltensmuster sein. Wenn du schon in deiner Kindheit Süßes gegessen hast, sobald du etwas Schlechtes erlebt hast, ist das völlig »normal« für dich. Es ist praktisch in deinem Gehirn einprogrammiert. Das ist keine Frage der Disziplin und nur schwer alleine zu lösen. Du könntest hierbei sehr von einer Therapie mit einem zu dir passenden Therapeuten profitieren. Oder du findest raus, ob wir zusammen die Lösung in einem Programm finden können (mehr im Bonusbereich drdotzauer.de/aa)

Gefühle und Emotionen

Um dauerhaft abzunehmen, muss man sein Leben ändern. Wir wissen zwar, was wir tun sollten – aber wir schaffen es einfach nicht. Oft machen uns unsere Gefühle einen Strich durch die Rechnung. Wenn wir Angst haben, wütend, traurig, schrecklich gestresst oder einsam und verzweifelt sind, helfen gute Vorsätze nur begrenzt. Auch Ziele setzen und positives Visualisieren bringen uns in solchen Zuständen ziemlich wenig. Oft fühlt man sich nur noch hilfloser, wenn man es nicht schafft, diese Selbsthilfe-Techniken anzuwenden. Das, was in einem vorgeht, kann man nicht einfach wegdrücken oder verstecken. Es schlägt sich in Essen, Sport und Lebensweise nieder.

Aber: Es gibt Lösungen, mit denen du deine Gefühle auf deine Seite ziehst und sogar als Antrieb nutzen kannst. Entscheidend ist nicht, dass du frei von negativen Gefühlen bist, sondern wie du mit dir und deinen Gefühlen umgehst. Unsere Gefühle sind auch nicht immer der Situation angemessen oder hilfreich. Gefühle sind …

1 ein ganz schnelles Feedbacksystem – um sofort zu merken, was los ist,

2 ein längerfristiges Leitsystem, das dir bei der Umsetzung zeigt, wovon du mehr willst und wovon du wegwillst.

Das erste Problem ist allerdings oft, überhaupt zu merken, was gerade los ist. Dabei hilft es dir, deine Gefühle aufzuschreiben.

Klarheit durch Aufschreiben

Um das Chaos im Kopf zu sortieren und damit auch in den Griff zu bekommen, helfen dir am besten Stift und Papier.

Die Vorteile des Aufschreibens:
- Es bleibt alles bei dir und du musst dich nicht offenbaren.
- Du kannst es jederzeit machen und brauchst nur Stift und Papier.
- Du hast es aus dem Kopf. Jetzt kannst du klarer darüber denken, als wenn du es gleichzeitig noch im Kopf behalten musst. Du kannst es viel leichter von »außen« betrachten.
- Du wirst dich wahrscheinlich direkt erleichtert und befreit fühlen.

»Ah, das klingt ja nützlich«, denkst du jetzt vielleicht. **Dann setze es sofort um!** Nimm dir einen Stift und Papier. Schreib auf, was jetzt gerade in dir vorgeht. Falls es dir gerade ziemlich gut geht: Denk zurück an die letzte Situation, in der es dir ziemlich schlecht ging. Was ging da in dir vor? Wenn du diesen Ratschlag sofort umsetzt, zeigst du dir selbst, dass du es kannst, und übst es direkt das erste Mal. So steigt auch die Chance, dass du es das nächste Mal wirklich anwendest, statt es gleich wieder zu vergessen.

Gefühle akzeptieren

Der nächste Schritt hilft gegen die Gefühlsspirale. Wir steigern uns oft in Gefühle hinein, weil wir …
- Angst vor der Angst haben,
- wütend auf uns selbst sind, weil wir wieder wütend geworden sind,
- traurig sind, weil wir uns wieder so niedergeschlagen fühlen …
- oder uns für die Scham schämen.

Das, was dabei hilft, ist ganz simpel: akzeptieren, dass du dich gerade so fühlst. Du merkst es vielleicht, wenn du es ausprobierst: Es kann sich sogar gut anfühlen, diese negativen Gefühle anzunehmen. Denn viel Leid entsteht beim Versuch, diesen

Gefühlen zu entkommen oder gegen sie anzukämpfen. Es ist also völlig in Ordnung, diese Gefühle zu haben. Sehr viele Menschen haben sie, sie verstecken sie nur.

Ein Gefühl steht beim Abnehmen ganz oft im Weg: die Angst.

Angst

Angst hilft uns, Gefahren zu vermeiden. Deswegen vermeiden wir genau das, was uns Angst macht. Wenn die Angst aber gar nicht angebracht ist, haben wir ein Riesenproblem. Denn wir vermeiden das, was uns weiterbringen würde.

Vielleicht findest du dich in einem der folgenden Szenarien oder Denkmustern wieder:

- Angst davor, wieder »fett« zu werden (man treibt sich zu hart voran oder begrenzt Kalorien zu stark).
- Angst davor, ins Fitnessstudio zu gehen (man fühlt sich deplatziert unter den fitten Menschen).
- Angst beim Einkaufen vor der Bewertung anderer (»Was kauft der/ die da Komisches ein?«).

- Angst davor, was andere Leute beim Essen sagen, zum Beispiel deine Kollegen (»Was isst du denn da schon wieder?«).
- Angst davor, öffentlich zu versagen (= nicht gut genug zu sein, zum Beispiel beim Sport in einer Gruppe).
- Angst davor, wieder zu scheitern (und deswegen erst gar nicht anzufangen).

Man sucht die Sicherheit, indem man es …

- übertreibt (= Perfektionismus) oder komplett vermeidet.

Das Schöne an Angst als Barriere: Es gibt einen absolut zuverlässigen Weg aus der Angst. Dieser Weg ist sehr simpel und sehr effektiv.

Der einzige Weg **aus der Angst ist durch die Angst hindurch.** Angst ist ein Signal, das zeigt, wie wichtig dir das ist, woran du arbeitest. Du willst, dass es klappt. Angst und Unsicherheit gehören dazu, wenn man sich auf Neuland bewegt. Die Sicherheit, die du willst, bekommst du, wenn du mit der Angst die Dinge tust, die du bis jetzt vermieden hast. Dabei solltest du dich nicht einfach genau mit dem konfrontieren, vor dem du dich so sehr drückst, denn es gibt zwei Fehler beim Besiegen von Ängsten.

Die zwei Fehler beim Überwinden der Angst

- **Weiter vermeiden** – du machst gar nichts oder du lenkst dich selbst in der angstauslösenden Situation gedanklich ab.
- **Zu viel (auf einmal)** – du übertreibst es, es ist zu belastend für dich oder du rennst sogar davon.

Dabei hilft es dir, eine sogenannte Angsthierarchie zu erstellen. Genau das wird auch in der Therapie von Angsterkrankungen getan. Du sammelst Handlungen und Situationen, bei denen du Angst hast. Du sortierst sie auf einer Skala von 0 bis 100 ein. Dann konfrontierst du dich mit den angstauslösenden Situationen im mittleren Bereich (50 bis 60 Punkte auf der Skala). Dabei bleibst du in Gedanken bei deinen Ängsten, bis du merkst, dass sie um die Hälfte abgefallen ist. So lernt dein Gehirn mit der Zeit, dass die Angst nicht angebracht ist, und dreht sie dauerhaft herunter. Ein weiterer Tipp für solche Situationen: Du kannst **Angst als Aufregung** neu interpretieren. Dein Herz schlägt, du schwitzt und stehst unter Strom. Dein Körper reagiert in einer aufregenden Situation genau gleich wie in einer stressigen Situation. Ob wir uns freuen oder lieber wegrennen wollen, unterliegt auch unserer Einstellung der Situation gegenüber. Du kannst es dir also aussuchen, wie du eine Situation eher interpretieren willst: als »aufregend« oder »angsteinflößend«. Warum sonst schauen sich manche Menschen gerne Horrorfilme an? Das Tun ist die beste Therapie. **Deine Gefühle sind deine Verantwortung. Wenn du dich nicht um dich kümmerst, wer dann?**

ANDERE MENSCHEN
UND DEINE ABNAHME

Du kannst nicht immer machen, was du willst. Egal, ob es deine Kinder, deine Freunde, deine Mitbewohner, dein Partner oder deine Familie sind: Andere Leute wollen bei deinem Abnehmprojekt mitreden. Oder sie machen es dir unbewusst schwerer, weil ihretwegen überall Essen herumsteht.

Das kann so aussehen: Du kommst nach Hause und es liegen Süßigkeiten herum. Du hast sie nicht gekauft. Obwohl du es nicht willst, isst du sie – weil sie eben da sind.

Wie kannst du deine Eltern, Kinder oder Partner überzeugen, dich sinnvoll zu unterstützen? Teilweise beschweren sich diese sogar selbst, dass sie zu viel essen, aber machen einfach weiter damit.

Zuerst das »Warum«

Wenn du etwas an deinem Leben änderst, erzählst du vielleicht anderen davon. Dann kommen von unseren Mitmenschen oft Einwände oder Widerstände. Diese Situation vermeidest du, indem du zuerst darlegst, **warum** du etwas verändern möchtest. Erst dann erklärst du, **was** du ändern möchtest.

Und so machst du das:

1 Erkläre, welche Probleme du hast. Zum Beispiel: »Ich fühle mich in letzter Zeit oft schlapp und fertig, wenn ich so esse.« Oder: »Ich bin beim Sport nicht mehr so fit wie früher.«

2 Dann erst erklärst du, was du machst. »Deswegen verzichte ich aktuell auf Kohlenhydrate. Könnten wir darüber reden, wie wir weniger davon für mich im Haus haben?«

Falls du so nicht schon eine Lösung findest, gibt es zwei weitere Werkzeuge: Grenzen ziehen und Abstand suchen.

Grenzen ziehen und Abstand suchen

Wenn dir die anderen dann nicht helfen, kannst du **Grenzen ziehen.** Wie machst du das? Du entscheidest, wo für dich Schluss ist: Das ist deine Grenze.

Ein Beispiel: Es werden immer Kekse gekauft und auf deinen Tisch gestellt. Hier kannst du klar sagen, dass du aktuell keine Kekse essen willst und sie dir bitte nicht angeboten werden sollen. So klar zu sagen, was du willst und was du nicht willst, kann einiges an Angst auslösen.

Hast du so viel Angst davor, Grenzen zu ziehen, dass du es gar nicht erst versuchen willst? Lies den Abschnitt im Buch über Gefühle, insbesondere über Angst (siehe ab Seite 110) noch einmal! Dann mache dir mit Stift und Papier einmal genau die Konsequenzen für die Szenarien klar, in denen du entweder Grenzen ziehst oder dies eben nicht tust. Triff dann ganz bewusst deine Entscheidung. Wenn du damit oft ein Problem hast, dass du dich ausgenutzt fühlst oder dass du Dinge machst, die du eigentlich gar nicht willst, bist du vermutlich schlecht darin, Grenzen zu ziehen.

Viele Menschen gehen nicht so durchs Leben, dass sie die Bedürfnisse und Gefühle anderer Menschen konstant beachten. Wir unterstellen ihnen deswegen oft böse Motive uns gegenüber. Eigentlich sind wir Menschen aber alle in unserem eigenen Kopf gefangen. Menschen stolpern durch die Welt und wenn sie eine offene Tür sehen (deine nicht gezogenen Grenzen), dann gehen sie hindurch, ohne sich etwas Böses dabei zu denken.

Oder ziehst du schon klare Grenzen, aber die andere Person hält sich nicht daran?

Dann überprüfe: Hast du sie auch deutlich genug gezogen? Ist der anderen Person klar geworden, was du willst und brauchst?

Falls ja: Dann überschreitet die andere Person deine Grenzen bewusst. Hier hilft nur **Abstand** halten und den Kontakt zu der Person einzuschränken. Das können Kollegen sein, aber auch Familienmitglieder. Du kannst

113

der Person aus dem Weg gehen oder sogar ins Auge fassen auszuziehen, falls ihr zusammenwohnt.

Am Arbeitsplatz

Im Job herrscht oft ein anderer Umgang als in deinem privaten Umfeld. Gleichzeitig bieten Kollegen dir ähnlich wie zu Hause auch immer wieder etwas zu essen an oder stellen es für alle hin.

Vielleicht hast du ähnliche Situationen erlebt wie in diesem Erfahrungsbericht einer Leserin: »Im Büro sieht's so aus, dass ich meiner direk-

ten Kollegin gesagt habe, dass ich unter einer Essstörung leide (Binge Eating) und sie bitte nichts Essbares auf den Tisch stellen soll. Sie kann es ja in ihre Schublade stecken. Das funktionierte vielleicht für zwei Wochen. Nun steht wieder Süßes da, oft extra für mich sogar vegan. Ich sage meist: ›Danke, ich habe keinen Appetit.‹ Wenn es mir gut geht, ist das auch weniger schwer.

Aber in stressigen Situationen kostet es mich viel Impulskontrolle, die ich nicht habe.

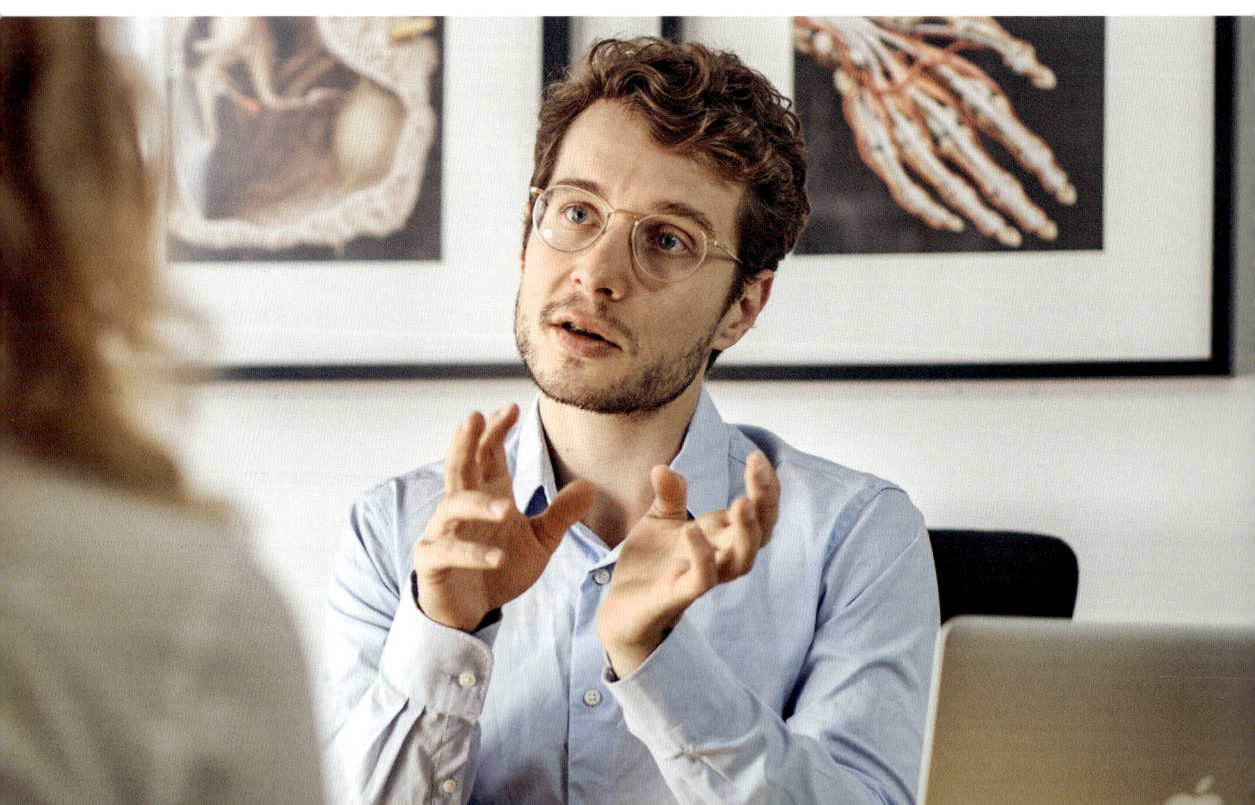

Entweder esse ich dann schon im Büro was und bekomme anschließend Fressanfälle (weil es ja jetzt auch egal ist und ich sowieso schon wieder versagt habe) oder ich halte tapfer durch und habe zu Hause einen Fressanfall, weil ich ja sooo tapfer war.

Ich hatte auch schon Joghurt mit Obst dabei oder über 500 Gramm Gemüse, damit Hände und Mund kalorienarm beschäftigt sind. Das Resultat war, dass ich danach zusätzlich zum Süßen gegriffen habe.«

In einer solchen Situation wäre es natürlich schön, wenn du die Versuchungen entweder gar nicht bemerken würdest oder deine Kollegen etwas umsichtiger wären.

Du kannst es dir erleichtern, solchen Versuchungen zu widerstehen, indem du deine Sicht darauf versperrst und Abstand zum Essen gewinnst. Um umsichtigere Kollegen zu bekommen, kannst du nochmals nachfragen – auch wenn es unangenehm für dich sein kann. Oft haben sie es einfach nur vergessen. Man nimmt oft persönlich, was eigentlich Gedankenlosigkeit oder Vergesslichkeit ist. Dabei haben es deine Kollegen nicht böse gemeint.

Das war auch die Erfahrung der zitierten Leserin:

»Ich habe sie vorgestern darauf angesprochen. Tatsächlich hatte sie es nicht mehr auf dem Schirm, dass sie nichts herumstehen lassen sollten.«

Ausgegrenzt werden

Wenn du dich körperlich stark veränderst, kann es passieren, dass dich einige Leute plötzlich ausgrenzen. So »geschnitten« zu werden, kann richtig wehtun.

Ein Beispiel: Du siehst ein paar Bekannte nach einigen Wochen wieder. Vorher war der Umgang untereinander nett und höflich. Aber auf einmal wirst du ignoriert oder es wird stundenlang auf dich eingeredet. »Du bist zu dünn.« Oder: »Das ist gefährlich.« Trotz deines für alle sichtbaren Erfolgs sei alles falsch, was du machst. Manchmal willst du nur nach Hause gehen und weinen willst.

Du hast da aber gar nichts falsch gemacht. Hilfreich ist es dann, das Ganze weniger persönlich zu nehmen.

Denn dein Erfolg hat eher etwas bei deinem Gegenüber ausgelöst.

Das kann dir helfen:

1 **Ein solches Verhalten kann dich ab jetzt nicht mehr blind erwischen.** Falls du Derartiges einmal erlebt hast, wird es dich nicht mehr böse überraschen können. Du bist dir vorab bewusst, dass dir das passieren kann.

2 **Verstehe, warum es so kommt: Es hat mit ihnen zu tun, nicht mit dir.** Oft wollen die Menschen in deiner Umgebung sich keine persönlichen Defizite eingestehen. Es ist einfacher, deine Transformation zu ignorieren, als interessiert nachzufragen. Dein Gegenüber fühlt sich hilflos und schämt sich vielleicht, weil sie oder er es selbst nicht schafft abzunehmen. Sie oder er will mit diesem Erfolg nicht konfrontiert werden. Manche sind auch einfach neidisch. Denk daran: Neid ist die ehrlichste Form der Anerkennung!

3 **Das Verhalten als einen Freundschaftsfilter sehen.** Wer mit deinem Erfolg nicht klarkommt, ist niemand, der dich wachsen sehen will. Wenn andere schlicht und ergreifend neidisch sind und dich schlecht behandeln, kannst du auf sie gut und gerne verzichten.

Spezialfall: Die eigenen Kinder

Folgendes Problem: Du willst keine Süßigkeiten essen. Diese sind aber wegen deiner Kinder im Haus. Einige Eltern haben Angst, ihren Kindern eine Essstörung anzuerziehen, wenn die Kinder nicht alles im Haus an Essen haben dürfen, was sie wollen. Das ist eine unbegründete Sorge. Essstörungen entwickeln sich nicht dadurch, dass im Haushalt gesund gegessen wird und keine Süßigkeiten auf Lager sind.

Gleichzeitig ist auch zu beachten: Unsere Essgewohnheiten werden in der Kindheit festgelegt und die eigenen Eltern sind ein großes Vorbild. Man schadet den eigenen Kindern eher dadurch, dass zu Hause ein Elternteil immer wieder zu viel davon isst.

Warum sollen sie als Erwachsene genauso an schlechten Gewohnheiten leiden müssen wie man selbst? Sollen Süßigkeiten etwas Alltägliches für sie sein? Süßigkeiten sind für manche Leute ohne Problem in Maßen essbar. Für andere nur in Massen. Sie nicht im Haus zu haben, wenn man dafür anfällig ist, ist eine schlaue, gut funktionierende Lösung. Andere mögen es für »krank«, »nicht normal«, »übertrieben« oder Ähnliches halten, keine Süßigkeiten im Haus zu haben. Diese Richtlinie ist aber sehr sinnvoll, wenn das Abnehmen oder Gewichthalten bei dir immer wieder daran scheitert. Diese Richtlinie kann auch bedeuten, dass Süßigkeiten nur außerhalb gekauft und gegessen werden. Es geht nicht um drakonische Verbote, sondern darum, einen Weg zu finden, der gut für dich und deine Kinder funktioniert.

VERANSTALTUNGEN UND PARTYS

Veranstaltungen und Partys können dich aus der Bahn werfen. Es wird getrunken, gegessen und vielleicht gibt es sogar ein großes Buffet. Aber auch die ganzen Knabbereien sind ein Problem. Denn die sind oft eine große Belohnung für unser Gehirn. Da ist es leicht, über die Stränge zu schlagen.

An einem solchen Abend kannst du leicht eine ganze Woche Kaloriendefizit zunichtemachen. Bestimmt willst du dich aber nicht wie ein Einsiedler zurückziehen und nichts mehr mit anderen Menschen tun, bis du schlank bist, oder? Also brauchst du ein System, um mit diesen Situationen umzugehen, um dort entspannt deinen Spaß zu haben und weiter abzunehmen.

Das geht mit folgender Methodik:

1 Die richtige Vorbereitung: nicht hungrig hingehen. Iss eine sättigende Mahlzeit mit viel Eiweiß und Ballaststoffen vor der Party.

2 Richtig essen: Wenn du ein Buffet vor dir hast, beschränke lieber die Auswahl als die Menge. Lieber isst du nur zwei der Gerichte, als von allem etwas zu essen. Du bist viel eher satt. Je mehr Auswahl wir haben, desto mehr essen wir.

3 Richtig trinken: Wenn du Alkohol trinkst, dann eher härteren Alkohol. Er enthält mehr Alkohol pro Kalorien, das heißt, du bist durch Wodka mit weniger Kalorien betrunken als mit Bier.

4 Danach ausgleichen: Du kannst nach einer Party kompensieren (etwas weniger essen), wie im Abschnitt »Ausrutscher« (siehe ab Seite 72) beschrieben.

Womit du auch rechnen solltest: Du könntest gefragt werden, warum du nicht so zulangst oder keinen Alkohol trinkst. Wenn du antwortest: »Ich bin auf Diät« oder »Ich will abnehmen«, machen sich die anderen über dein Vorhaben lustig oder wollen es dir ausreden. Jemand, der vielen Menschen beim Abnehmen hilft, sagte einmal zu mir: »Es ist einfacher, über Krebs zu sprechen als über Diät.«

Die Lösung? Gib lieber einen gesundheitlichen Grund an. Du kannst sagen, dass dein Magen das gerade nicht mitmacht. Alternativ kannst du auch immer sagen, dass es ein ärztlicher Ratschlag ist. Das ist faktisch vollkommen korrekt, schließlich hast du diese Empfehlung aus diesem Buch!

UNTERWEGS

Scheitern deine Abnehmversuche oft daran, dass du dir unterwegs etwas besorgst? In den Lebensmitteln, die wir unterwegs kaufen, sind oft viele Kalorien, wenig Eiweiß und kaum Ballaststoffe. Sie lösen in deinem Gehirn zudem auch deutlich mehr Belohnungsreize aus als unverarbeitete Lebensmittel. Diese Lebensmittel riechen super, wenn man hungrig an einem Stand oder Laden vorbeiläuft. Kein Wunder, dass wir bei Stress, Frust und großem Hunger ganz schnell an einer solchen Theke stehen.

Das Gemeine daran: (Schoko-)Croissant, Muffin oder Pizza sind nicht nur Kalorienbomben, sie machen uns auch nicht so lange satt, da sie nur wenig Eiweiß und Ballaststoffe enthalten.

Um nicht in diese Falle zu tappen, kannst du dich an diesen drei Schritten orientieren:

1 **Finde heraus, was du stattdessen kaufen, dabeihaben und essen kannst,** am besten protein- und ballaststoffreiche Lebensmittel, die dir schmecken.

2 **Finde heraus, wo du solche Lebensmittel in deiner Umgebung bekommst,** oder nimm sie von zu Hause aus mit.

3 **Übe das Ganze – es ist auch eine Fähigkeit, die mit der Zeit zur Gewohnheit wird.** Bei Ausrutschern befolgst du den Prozess aus dem entsprechenden Buchabschnitt ab Seite 72: vergeben, verstehen, verbessern, weitermachen.

Wichtig: Schreib dir eine Liste von geeigneten Lebensmitteln und finde heraus, wo du sie bekommst. Ein paar Anregungen findest du hier.

Proteinquellen, die du direkt unterwegs kaufen kannst:

- Harzer Käse, Proteinshake,
- Skyr und Magerquark (dafür könntest du einen Löffel, Zimt/Kakaopulver und Süßstoff dabeihaben),

- Fleisch (fertig gebraten), Aufschnitt (Hähnchen, Truthahn etc.),
- hart gekochte Eier mit Salz (halten sich mehrere Tage),
- Proteinriegel – aber Achtung: Schau auf die Verpackung, viele sind leider nur zu 30 Prozent aus Protein und enthalten viel Zucker, Fett und Kohlenhydrate. Viele Riegel sind eigentlich Schokoriegel mit etwas mehr Eiweiß. Online bekommst du oft bessere Riegel, die du als sehr gut haltbare Notlösung mitnehmen kannst. Empfehlungen findest du im Bonusbereich drdotzauer.de/aa.

Ballaststoffreiche Lebensmittel/Gemüse für unterwegs:

- Paprika, Gurke, Sellerie, Kohlrabi,
- Karotten (fertig geschält ist am bequemsten – »Baby-Karotten«),
- Blattsalat jeglicher Art (Eisbergsalat, Feldsalat, Chinakohl, Radicchio etc.) – kann verpackt gekauft werden. Achtung bei den kalorienreichen Soßen!

GLÜCKWUNSCH ZUM LESEN DES GANZEN BUCHES!

Es ist leider so, dass viele Bücher zwar gekauft, aber nie (komplett) gelesen werden.

Du hast es aber tatsächlich anders gemacht: Du hast es bis zum Ende durchgezogen. Um nun abzunehmen, ist natürlich noch etwas anderes nötig, als dieses Buch zu lesen. Es gilt das umzusetzen, was du hier gelesen hast.

Dieses Buch soll dir helfen. Das kann es nur, wenn du es ernst nimmst und die Ratschläge tatsächlich anwendest. Dafür empfehle ich dir ausdrücklich, dich mit Stift und Papier hinzusetzen und die für dich wichtigen Probleme mit Stift und Papier zu lösen.

Sonst ergeht es dir wie vielen: Du springst von einem Buch zum nächsten. In der Hoffnung, dass dir etwas anderes gesagt wird. Das ist die sichere Formel zu scheitern.

Viele verlieren sich auf ihrem Weg in Tipps und Ratschlägen – das merkst du daran, dass du vieles tust und wenig passiert.

Du fühlst dich hilflos und wirst mit jedem Versuch verzweifelter ... und auch deine Versuche werden immer halbherziger.

Du brauchst ein System, das funktioniert. Das gibt Sicherheit und Kontrolle – und damit kannst du deinen Körper wirklich sicher ändern. Dieses System kannst du dir mit dem Buch selbstständig erarbeiten oder du kannst es dir noch leichter machen und dir professionelle Hilfe mit einem Programm holen.

In meinen Programmen arbeite ich mit meinen Klienten genau so wie im Buch beschrieben. Wir entwickeln die richtigen Fähigkeiten, die richtigen Routinen – und arbeiten an deiner Psychologie. **Das bleibt.**

Jedes Programm ist evidenzbasiert und esoterikfrei. Sie sind vielfach erprobt und liefern Resultate. Aber so ein Programm ist nicht für jeden. Deswegen kannst du als Leser von *Automatisch Abnehmen* mit einer kostenfreien Einschätzung herausfinden, ob es für dich Sinn macht.

Du bekommst die Möglichkeit dazu mit deinem Zugang zum Bonusbereich auf drdotzauer.de/aa.

Dort findest du einen Ort zum Buch, den es nur für Leser wie dich gibt.

In diesem geschützten Bereich findest du ...

- Erfahrungen anderer Leser und Klienten, aus denen du lernen kannst und die dich inspirieren,
- alle Erweiterungen oder Fehlerkorrekturen zum Buch, die du so digital kostenlos bekommen kannst,
- alle Links zum Buch, gesammelt und immer aktuell,
- die Möglichkeit, eine kostenfreie Einschätzung zu bekommen, ob dir ein Programm helfen könnte.

Zugang auf drdotzauer.de/aa.

Egal, wie du weitermachst: Ich wünsche dir viel Erfolg!

Dein Dominik

HILFREICHE LEBENSMITTEL

Hier findest du Listen mit hilfreichen Lebensmitteln, mit denen es dir leichter fällt, die Richtwerte zu erreichen.

LEBENSMITTELLISTEN

In diesem Abschnitt findest du einige Vorschläge für Lebensmittel, die viel Protein oder viele Ballaststoffe enthalten. Sie werden von vielen Menschen gerne gegessen und sind leicht zu kombinieren. Wenn du sie regelmäßig in deine Ernährung einbaust, wirst du leichter abnehmen und dein neues Gewicht auch leichter halten können.

Um dir eine noch bessere Orientierung zu bieten, habe ich drei Listen mit unterschiedlichen Schwerpunkten erstellt – darin findest du jeweils 30 eiweißreiche Lebensmittel mit allen wichtigen Nährwerten. Noch mehr Lebensmittel zur Auswahl findest du im Bonusbereich drdotzauer.de/aa.

Wichtig für das Lesen aller drei Tabellen: »% Eiweiß« sind die Menge an Kalorien im Lebensmittel, die aus Eiweiß bestehen. Bei 50 Prozent sind also die Hälfte der Kalorien im Lebensmittel aus Eiweiß. Je mehr Eiweiß auf je weniger Kalorien, desto sättigender ist das Lebensmittel und desto besser wird es dich beim Abnehmen unterstützen.

30 eiweißhaltige Lebensmittel mit wenig Kohlenhydraten

Du bist auf einer Low-Carb-Diät und möchtest daher besonders auf einen niedrigen Kohlenhydratgehalt in deiner Ernährung achten? Dann ist die folgende Liste eine gute Inspirationsquelle.

LEBENSMITTEL (100 G)	% EIWEISS	EIWEISS	FETT	KOHLENHYDRATE	KCAL
Hähnchenbrust	76	21	2	1	110
Hähnchenflügel	36	16	12	2	180
Putenbrust	84	23	2	0	110
Putenhack	42	17,3	10,4	0,7	166
Rinderfilet	81	23	3	0	114
Rumpsteak	62	22,4	6	0	144
Hüftsteak	76	21	9	0	110
Entrecote	59	21	6	0	142
Hackfleisch (Durchschnitt)	35	19,4	16,4	0	224
Lammfilet	70	19,5	3,5	0	112
Kalbsfilet	75	21	3	0	112
Schweinefilet	74	22	3	0	119
Schweineschnitzel	82	22	2	0	107
Schweinskotelett	47	20	10	0	170
Entenbrust	32	18	17	0	225
Lachsschinken	82	28	2	1	137
Wildschwein	68	21	5	0	124
Hirsch	74	22	3	0	119
Kängurufilet	82	21	1	1	103
Lachs	44	22	10	0	200
Thunfisch im eigenen Saft	90	25,5	1	0,1	113
Alaska-Seelachs	93	17	0,6	0	73
Kabeljau	92	17,8	0,7	0	77
Zander	68	15,2	1	0	90
Garnelen	91	15	0,7	0	66
Scholle	81	19	2		94
Forelle	56	18,9	6,6	0	135
Rotbarsch	78	17,3	2,2	0	89
Pangasius	87	17	1,1	0	78
Makrele	25	19	25	0	305

30 eiweißhaltige Lebensmittel mit wenig Fett

Bei dir funktioniert eine Low-Fat-Diät besser? Dann findest du in der folgenden Liste ein paar Anregungen. Vergiss nicht: Langfristig komplett auf Fette
zu verzichten, ist nicht gesund. Du solltest daher in einer längeren Abnehmphase mindestens 0,6 Gramm pro Kilogramm an Fetten zu dir nehmen.
Sonst kämpfst du unnötig mit Fressattacken, Müdigkeit, Depressionen und
Leistungseinbrüchen.

LEBENSMITTEL (100 G)	% EIWEISS	EIWEISS	FETT	KOHLENHYDRATE	KCAL
Zander	68	15,2	1	0	90
Whey-Isolat	94	83	1,2	2	352
Weiße Bohnen (getrocknet)	30	21	1,6	35	284
Weiße Bohnen (Dose)	31	8,1	0,6	13	106
Weizen	17	14	2,5	71	339
Vegetarisches Hackfleisch	61	21	2,9	3,5	138
Tintenfisch	81	32	1,4	1,6	158
Thunfisch im eigenen Saft	90	25,5	1	0,1	113
Spinat	50	2,9	0,4	3,6	23
Sojajoghurt	32	4	2	2	50
Skyr	69	10	0,2	4	58
Seidentofu	48	5	2	1	42
Schweineschnitzel	82	22	2	0	107
Schweinefilet	74	22	3	0	119
Scholle	81	19	2		94
Rote Linsen (getrocknet)	30	27	2	54	358
Rotbarsch	78	17,3	2,2	0	89
Rosenkohl	32	3,4	0,3	9	43
Roggen	12	10	1,6	76	338
Rinderfilet	81	23	3	0	114
Quinoa	17	15	5	59	354
Putenbrust	84	23	2	0	110
Pulled Chicken	65	17	1	6,5	104
Pintobohnen	24	21	1,2	63	347
Pangasius	87	17	1,1	0	78
Mungobohnen	31	24	1,5	42	314
Milch 1,5 %	30	3,5	1,5	5	47
Milch 0,3 %	40	3,5	0,3	4,8	35
Mangold	42	2	0,2	3,7	19
Magerquark	72	12,2	0,3	3,9	68

30 eiweißhaltige Lebensmittel für Veganer

Es gibt zwei große Herausforderungen bei veganen Eiweißquellen. Zum einen liefern Lebensmittel wie Mandeln viele Kalorien pro Gramm Eiweiß. Mit Nüssen und Samen kannst du zwar viel Eiweiß zu dir nehmen, du kommst aber eben auch schnell über 1000 Kalorien – keine gute Idee, wenn du abnehmen möchtest. Zum anderen müsstest du bei vielen anderen Lebensmitteln wie Gemüse große Mengen essen, um auf deine Eiweißmengen zu kommen. Ein Kilo Rosenkohl hat beispielsweise 30 Gramm Eiweiß – das wird kein Vergnügen.

Du wirst es wahrscheinlich ohne Eiweißpulver oder andere Ersatzprodukte kaum schaffen, auf die in diesem Buch empfohlene Eiweißmenge zu kommen. Das musst du zum Abnehmen natürlich auch nicht zwingend. Das Kaloriendefizit ist entscheidend. Falls du satt und zufrieden mit weniger Eiweiß bist und abnimmst, ist alles in Ordnung.

Falls du ständig mehr isst, als du möchtest, und unter der empfohlenen Eiweißzufuhr liegst, könnte es für dich hilfreich sein, auf eine vegetarische Ernährungsform umzusteigen.

LEBENSMITTEL (100 G)	% EIWEISS	EIWEISS	FETT	KOHLENHYDRATE	KCAL
Champignons	72	2,7	0,2	0,5	15
Bohnensprossen	70	4	0,7	2,1	23
Lupinen	66	42	6	5	253
Lupinenmehl	64	41	8	39	257
Mandelmehl	61	53	14	4	350
Hefeflocken	60	49	5	35	327
Erdnussmehl	54	50	7	20	368
Sojaschnitzel	54	49	7,9	16,3	363
Spinat	50	2,9	0,4	3,6	23
Hanfmehl	48	41,4	12,5	4	348
Seidentofu	48	5	2	1	42
Walnussmehl	45	45,5	13,8	19,7	408
Tofu	44	16	8,5	1	144
Mangold	42	2	0,2	3,7	19
Kresse-Keimsaat	40	31,8	10,6	12,8	319
Tempeh	39	19	11	9	193
Grünkohl	35	4,3	0,9	6	49
Blumenkohl	34	2,1	0,3	5	25
Brokkoli	33	2,8	0,4	6,6	34
Sojabohnen (getrocknet)	32	36	20	30	446
Sojajoghurt	32	4	2	2	50
Rosenkohl	32	3,4	0,3	9	43
Mungobohnen	31	24	1,5	42	314
Weiße Bohnen (Dose)	31	8,1	0,6	13	106
Rote Linsen (getrocknet)	30	27	2	54	358
Belugalinsen	30	23	1,6	41	304
Weiße Bohnen (getrocknet)	30	21	1,6	35	284
Kidneybohnen (Dose)	30	7,2	0,5	11,3	97
Kidneybohnen (getrocknet)	29	24	1	60	333
Kokosmehl	29	23	12	13	316

BALLASTSTOFFREICHE LEBENSMITTEL – GEMÜSE

Was du vor allem essen solltest, um möglichst automatisch abzunehmen: Gemüse. Da fallen dir bestimmt schnell ein paar Sorten ein, wie:

- Brokkoli
- Blumenkohl
- Karotten
- Pilze
- Grüne Bohnen
- Spinat
- Tiefkühl-Mischgemüse

Achtung, Falle!

- Vollkornprodukte haben zwar etwas mehr Ballaststoffe, aber sind gleichzeitig auch viel kalorienhaltiger als stärkearmes Gemüse wie Brokkoli.
- Bei Tiefkühl-Mischgemüse: Achte auf zusätzliche Kalorien durch Fett, Butter oder Zucker. In manchen Produkten sind sehr viele versteckte, zusätzliche Kalorien zu finden.
- Salatsoßen sind oft sehr kalorienreich aufgrund der Sahne oder des Öls. Schau bei gekauften Salaten auf die Verpackung und überprüfe bei deinen selbst zubereiteten Salaten die genauen Mengen.

Simple Beispielmahlzeiten

Beispiel für eine 90 Kilogramm schwere Person (mit 60 Kilogramm Magermasse):

- Mindestens 120 g Eiweiß
- 600 g Gemüse

Frühstück

Proteinquelle:

- 250 g Magerquark – 30 g Eiweiß
- Rührei/Spiegelei

Ballaststoffe/Gemüse:

- Spinat – z. B. zum Rührei
- Beeren

Mittag- und Abendessen

Proteinquelle:

- 300 g mageres Fleisch/Fisch – 60 g Eiweiß

Ballaststoffe/Gemüse:

- 300 g Brokkoli
- 300 g Blumenkohl

Dazu können jeweils **Fett** in Form von Öl oder Butter zum Anbraten und Soßen dazukommen, oder sonstige Kalorien durch Beeren, fetteres Fleisch/Fisch/Tofu oder eine Beilage wie Kartoffeln, Nudeln, Reis. Entscheidend ist immer, wie viel davon gegessen wird. Die Ernährung kann zu den großen Mahlzeiten fast nur aus Eiweiß und ballaststoffreichen Lebensmitteln bestehen.

Was sonst in Restaurants, Cafés oder an Snacks gegessen wird, kommt dazu und besteht vor allem aus verarbeiteten, weniger sättigenden Kohlenhydraten und Fetten.

REZEPTE

Hier findest du ein paar simple und leckere Rezepte, um zu sehen, wie die Ernährung in der Praxis aussehen könnte. Bitte nimm diese Bilder und Rezepte nur als Anregung dafür, was möglich ist im Rahmen der Ernährungsempfehlungen. Dein Essen muss nicht so aussehen und du kannst noch wesentlich simpler kochen. Ich empfehle, einfach etwas Eiweißhaltiges (Fleisch, Fisch, Tofu oder sogar Harzer) mit Tiefkühl-Gemüse zusammenzuwerfen.

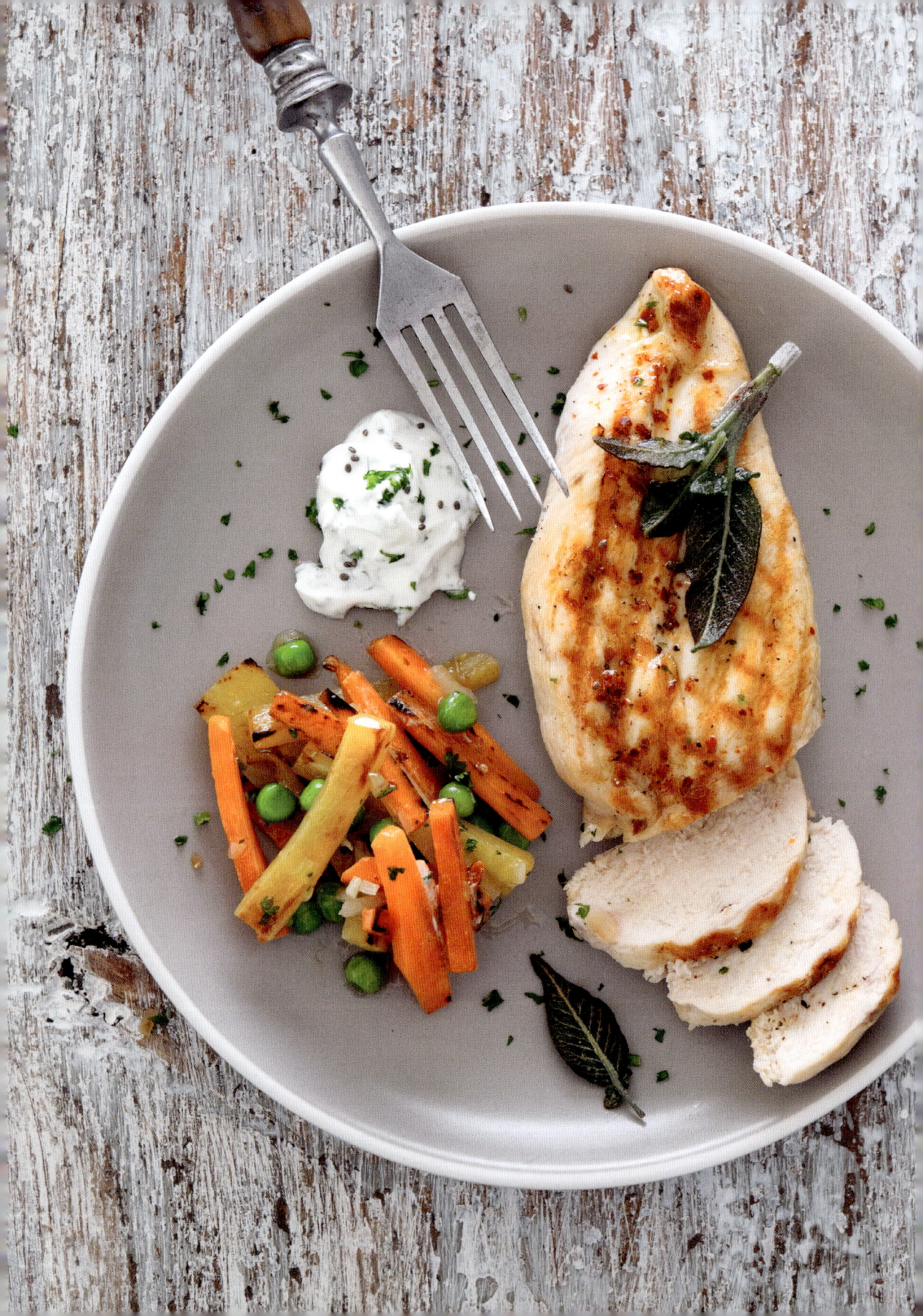

10 REZEPTE:
SIMPEL, LECKER UND EIWEISSREICH

HÄHNCHENBRUSTFILET MIT ERBSEN UND PETERSILIENDIP

ZUTATEN FÜR 1 PERSON
- 150 g Hähnchenbrustfilet
- Salz
- Cayennepfeffer
- einige Salbeiblätter
- 250 g Möhren
- 1 Schalotte
- 1 Knoblauchzehe
- 1 TL Rapsöl
- 100 g Erbsen
- ½ TL Currypulver
- Pfeffer
- 150 g Skyr
- 1 TL Chiasamen
- 1 EL gehackte Petersilie

Pro Person:
500 kcal
62 g Eiweiß
9 g Fett
35 g Kohlenhydrate
14 g Ballaststoffe

ZUBEREITUNG:

1 Das Hähnchenbrustfilet kräftig mit Salz und Cayennepfeffer würzen. In einer Grillpfanne ohne Fett etwa 10 Minuten braten. Den Salbei mitbraten.

2 Die Möhren schälen und in dünne Streifen schneiden. Die Schalotte und die Knoblauchzehe schälen, fein würfeln und im heißen Öl andünsten. Die Möhren und die Erbsen dazugeben, mit Curry, Salz und Pfeffer würzen und etwa 4 Minuten dünsten.

3 Skyr, Chiasamen und Petersilie glatt rühren. Mit Salz und Pfeffer abschmecken. Alles anrichten.

TIPP

Wer gerne mehr Fleisch isst, erhöht einfach die Menge nach Belieben und rechnet die Kalorien dazu. 100 g Hähnchenbrustfilet enthalten 102 kcal, 0,7 g Fett und 23,6 g Eiweiß.
Mit insgesamt 250 g Hähnchenbrustfilet hätte das Rezept somit 602 kcal, 85,6 g Eiweiß, 9,7 g Fett, 35 g Kohlenhydrate und 14 g Ballaststoffe.

RUMPSTEAK MIT ROSMARINKARTOFFELN

ZUTATEN FÜR 1 PERSON

- 200 g festkochende Kartoffeln
- 75 g Rucola
- 100 g Kirschtomaten
- 1 Lauchzwiebel
- 150 g Skyr
- 10 g geschroteter Leinsamen
- Salz
- Pfeffer
- 2 EL gehacktes Basilikum
- 1 Zweig Rosmarin
- 1 TL Olivenöl
- 1 Rumpsteak (150 g)

Pro Person:
580 kcal
60 g Eiweiß
17 g Fett
41 g Kohlenhydrate
9 g Ballaststoffe

ZUBEREITUNG:

1 Die Kartoffeln waschen und mit Schale etwa 20 Minuten kochen. Abgießen und noch heiß pellen.

2 Den Rucola verlesen, waschen und trocken schleudern. Die Tomaten waschen und je nach Größe halbieren oder vierteln. Die Lauchzwiebel putzen, waschen und in Ringe schneiden. Die Salatzutaten mischen. Skyr, Leinsamen, Salz, Pfeffer und Basilikum verrühren. Abschmecken. Über den Salat geben.

3 Den Rosmarin waschen, trocken tupfen und die Nadeln abzupfen. Die Kartoffeln in grobe Würfel schneiden und im heißen Öl etwa 8 Minuten braten. Den Rosmarin mitbraten. Mit Salz und Pfeffer würzen.

4 Von dem Rumpsteak den Fettrand mehrmals einschneiden. Das Fleisch mit Salz und Pfeffer würzen und in einer Grillpfanne ohne Fett 5–6 Minuten braten.

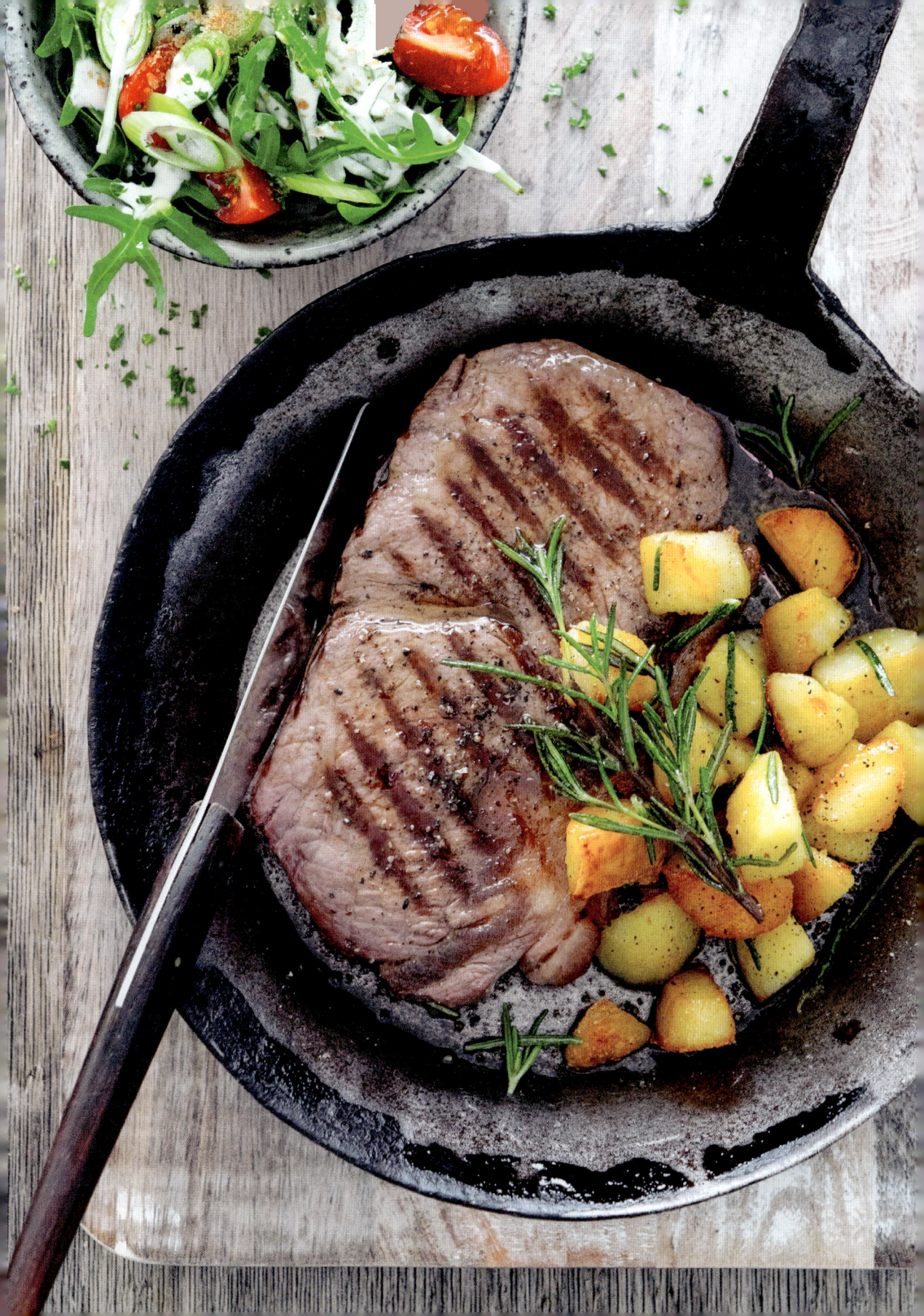

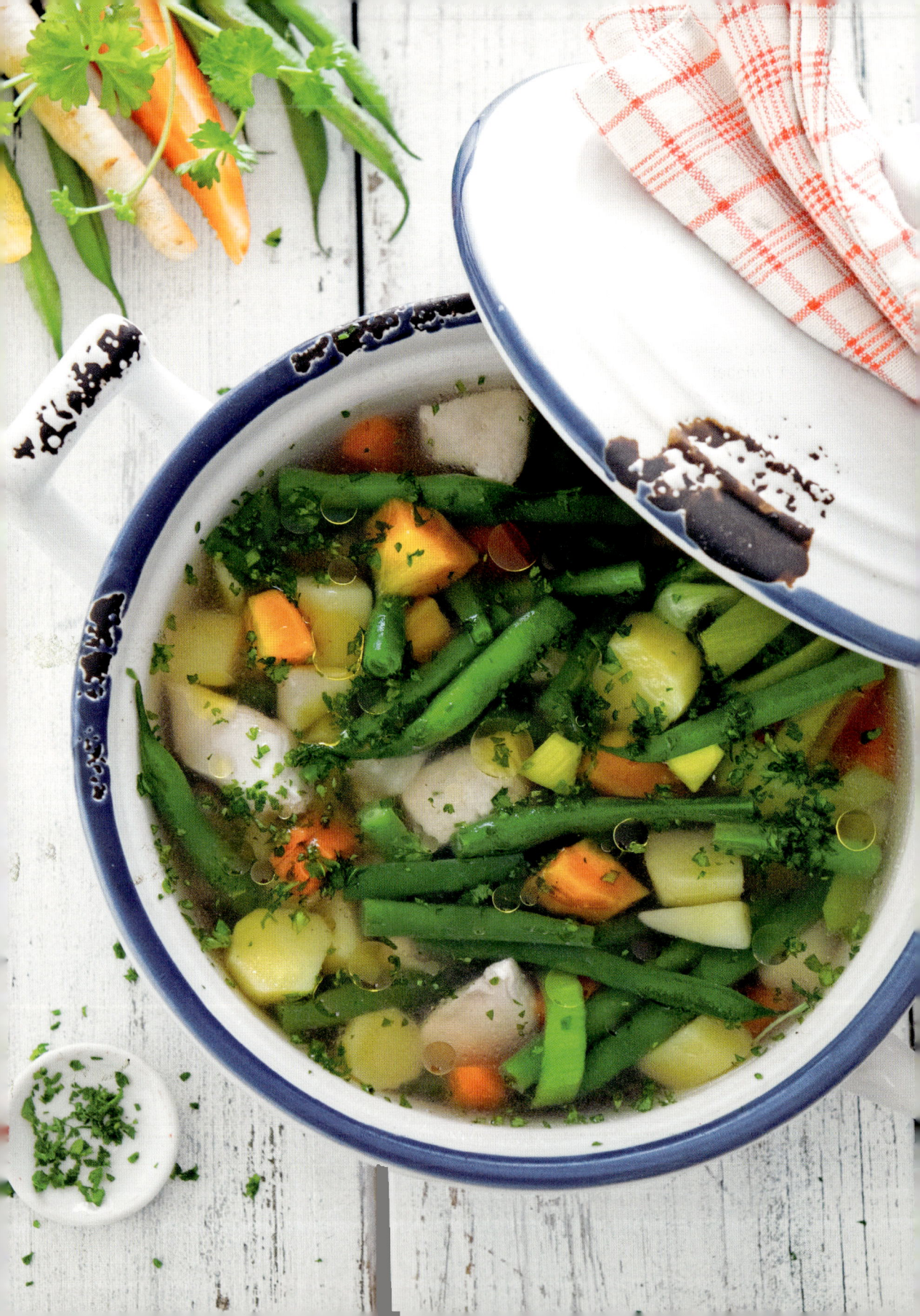

BOHNENEINTOPF MIT HÄHNCHENBRUST

ZUTATEN FÜR 1 PERSON

- 200 g festkochende Kartoffeln
- 1 Zwiebel
- 1 EL Olivenöl
- 50 g tiefgefrorenes Suppengrün
- 200 g Prinzessbohnen
- 1 EL gehackter Majoran
- Salz
- Pfeffer
- 300 ml Gemüsebrühe
- 150 g Hähnchenbrustfilet
- Chiliflocken
- 1 TL abgeriebene Bio-Zitronenschale und -saft

Pro Person:

530 kcal

46 g Eiweiß

17 g Fett

42 g Kohlenhydrate

9 g Ballaststoffe

Pro Person (mit Bratwurst):

820 kcal

61 g Eiweiß

42 g Fett

42 g Kohlenhydrate

9 g Ballaststoffe

ZUBEREITUNG:

1 Die Kartoffeln schälen, waschen und in Würfel schneiden. Die Zwiebel schälen, fein würfeln und im heißen Öl andünsten. Das Suppengrün dazugeben und kurz andünsten. Kartoffeln, Bohnen und Majoran dazugeben und andünsten. Mit Salz und Pfeffer würzen. Mit der Brühe ablöschen und etwa 15 Minuten garen.

2 Das Hähnchenbrustfilet in Würfel schneiden, in den Eintopf geben und etwa 5 Minuten gar ziehen lassen.

3 Den Eintopf mit Salz, Chili und Zitronenschale und -saft abschmecken.

TIPP

Auch sehr lecker schmeckt der Eintopf mit Brätklößchen aus einer frischen groben Bratwurst (100 g). Dafür die Wurst in kleinen Klößchen aus der Pelle drücken und zusammen mit dem Fleisch in den Eintopf geben. Aber Vorsicht: Ein Blick auf die Nährwertangaben zeigt dir, dass so eine Wurst 290 kcal und 25 g Fett hat.

WOK-GEMÜSE MIT TOFU

ZUTATEN FÜR 1 PERSON
- 300 g Tofu
- 2 EL Sojasauce
- Chiliflocken
- 10 g Ingwer
- 1 Knoblauchzehe
- 1 TL Rapsöl
- 300 g tiefgefrorenes Wok-Gemüse
- 4 EL Gemüsebrühe
- 1 EL gehackter Koriander

Pro Person:
560 kcal
55 g Eiweiß,
25 g Fett
23 g Kohlenhydrate
12 g Ballaststoffe

Pro Person (mit 10 g Erdnüssen):
620 kcal
57,9 g Eiweiß,
29,8 g Fett
23,7 g Kohlenhydrate
13,2 g Ballaststoffe

ZUBEREITUNG:

1 Den Tofu in kleine Stücke schneiden. Sojasauce und Chili dazugeben und etwa 30 Minuten marinieren.

2 Den Ingwer und den Knoblauch schälen und fein hacken. Den Tofu trocken tupfen und im heißen Öl 4 Minuten braten. Herausnehmen. Den Ingwer und den Knoblauch ins Bratfett geben und kurz andünsten. Das Wok-Gemüse zufügen und nach Packungsanweisung garen. Zwischendurch die Brühe dazugeben.

3 Den Tofu unter das Gemüse mischen und erhitzen. Die Marinade zugeben und mit Chili abschmecken. Mit dem Koriander bestreuen.

TIPP

Wer es gerne nussig mag, streut vor dem Servieren einfach noch ein paar Erdnüsse oder Cashewkerne darüber. Aber bitte beachten: 10 g Erdnüsse enthalten etwa 60 kcal, 2,9 g Eiweiß, 4,8 g Fett, 0,7 g Kohlenhydrate und 1,2 g Ballaststoffe.

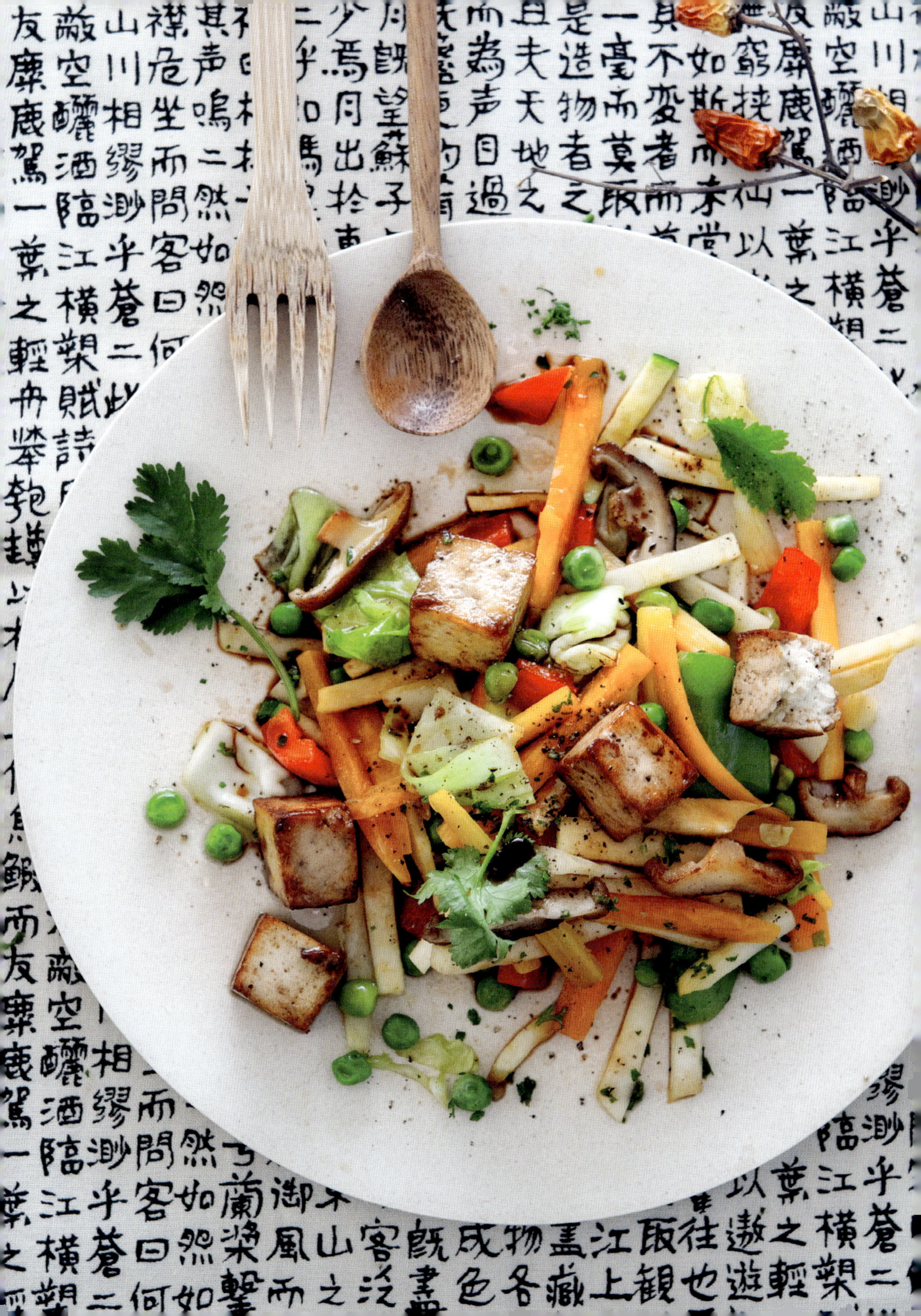

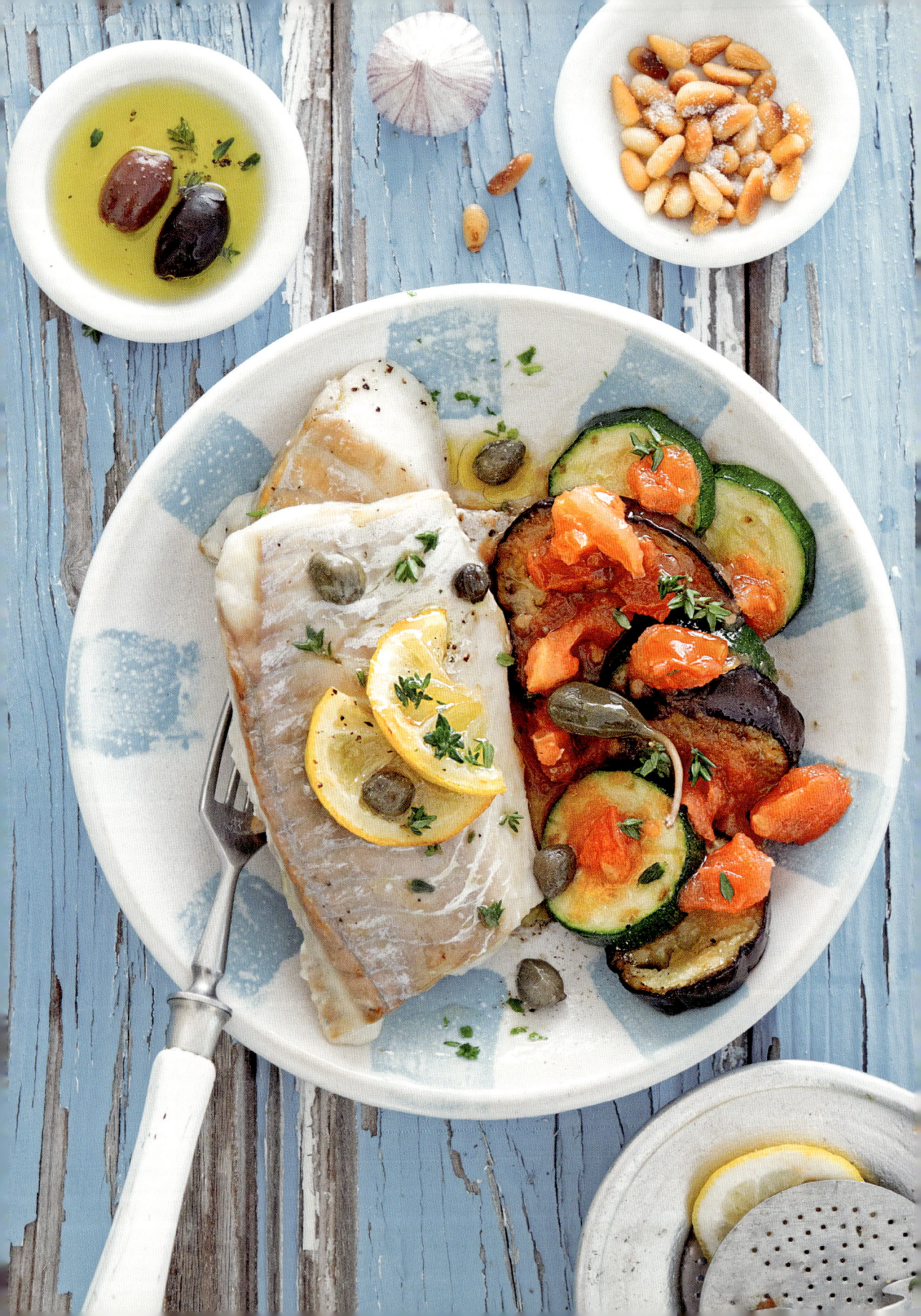

OFEN-SEELACHS MIT ZUCCHINI UND AUBERGINE

ZUTATEN FÜR 1 PERSON

- 250 g Seelachsfilet
- Salz
- Pfeffer
- Fett für die Auflaufform
- ½ TL Kapern
- 2 Bio-Zitronenscheiben
- 1 Aubergine
- 1 Zucchini
- 100 g Tomaten
- 1 Knoblauchzehe
- 1 EL Olivenöl
- Chiliflocken
- 1 EL Thymianblättchen
- 10 g Pinienkerne
- 10 g Chiasamen

Pro Person:
530 kcal
58 g Eiweiß
25 g Fett
11 g Kohlenhydrate
9 g Ballaststoffe

Pro Person
(mit 50 g Quinoa):
715 kcal
64,1 g Eiweiß
27,9 g Fett
42,4 g Kohlenhydrate
12,4 g Ballaststoffe

ZUBEREITUNG:

1 Den Backofen auf 200 °C vorheizen. Das Fischfilet waschen, trocken tupfen und mit Salz und Pfeffer würzen. Den Fisch in eine kleine, leicht gefettete Auflaufform legen. Die Kapern und die Zitronenscheiben auf den Seelachs geben.

2 Die Aubergine und die Zucchini putzen, waschen und in Scheiben schneiden. Die Tomaten waschen und grob hacken. Den Knoblauch schälen und in feine Scheiben schneiden.

3 Den Fisch in den Backofen schieben und 12–15 Minuten garen.

4 Die Aubergine in einer beschichteten Pfanne im heißen Öl etwa 3 Minuten anbraten. Mit Salz, Pfeffer und Chili würzen. Zucchini und Knoblauch dazugeben und kurz mitbraten. Tomaten und Thymian zufügen und das Gemüse etwa 8 Minuten dünsten.

5 Die Pinienkerne in einer beschichteten Pfanne ohne Fett goldbraun rösten. Den Seelachs mit dem Gemüse anrichten. Die Pinienkerne und die Chiasamen darüberstreuen.

TIPP

Willst du das Gericht noch um eine Beilage ergänzen, bietet sich Quinoa an. 100 g Quinoa enthalten 369 kcal, 12,2 g Eiweiß, 5,9 g Fett, 62,4 g Kohlenhydrate und 6,8 g Ballaststoffe.

LINSEN-FENCHEL-SALAT MIT TOFU

ZUTATEN FÜR 1 PERSON

- 75 g Puy-Linsen oder rote Linsen
- Salz
- 1 Lauchzwiebel
- 1 Fenchelknolle
- 150 g Tofu
- 1 TL Olivenöl
- 1 EL gehacktes Basilikum
- 2 EL Brühe
- 2 EL Weißweinessig
- Pfeffer
- 1 TL mittelscharfer Senf
- 10 g Hanfsamen

Pro Person:

620 kcal

49 g Eiweiß

20 g Fett,

54 g Kohlenhydrate

13 g Ballaststoffe

Pro Person (mit Kartoffeln und Ei):

840 kcal

59 g Eiweiß

25 g Fett

86 g Kohlenhydrate

16 g Ballaststoffe

ZUBEREITUNG:

1 Die Linsen in gesalzenem Wasser nach Packungsanweisung kochen. In ein Sieb abgießen, kalt abschrecken, abtropfen und abkühlen lassen.

2 Die Lauchzwiebel putzen, waschen und in Ringe schneiden. Den Fenchel putzen, waschen und in feine Streifen schneiden. Den Tofu in kleine Stücke schneiden und im heißen Öl 5 Minuten braten.

3 Linsen, Fenchel, Lauchzwiebel, Basilikum und Tofu mischen. Restliche Zutaten verrühren, über den Salat geben und gut vermischen. Mit den Hanfsamen bestreuen.

TIPP

Wer gerne noch mehr essen möchte, mischt noch etwa 250 g Pellkartoffeln in Scheiben unter den Salat. Dann nach Belieben noch etwas mehr Marinade dazugeben. Zusätzlich passt auch noch ein hart gekochtes Ei. Das erhöht die Kalorienmenge noch einmal.

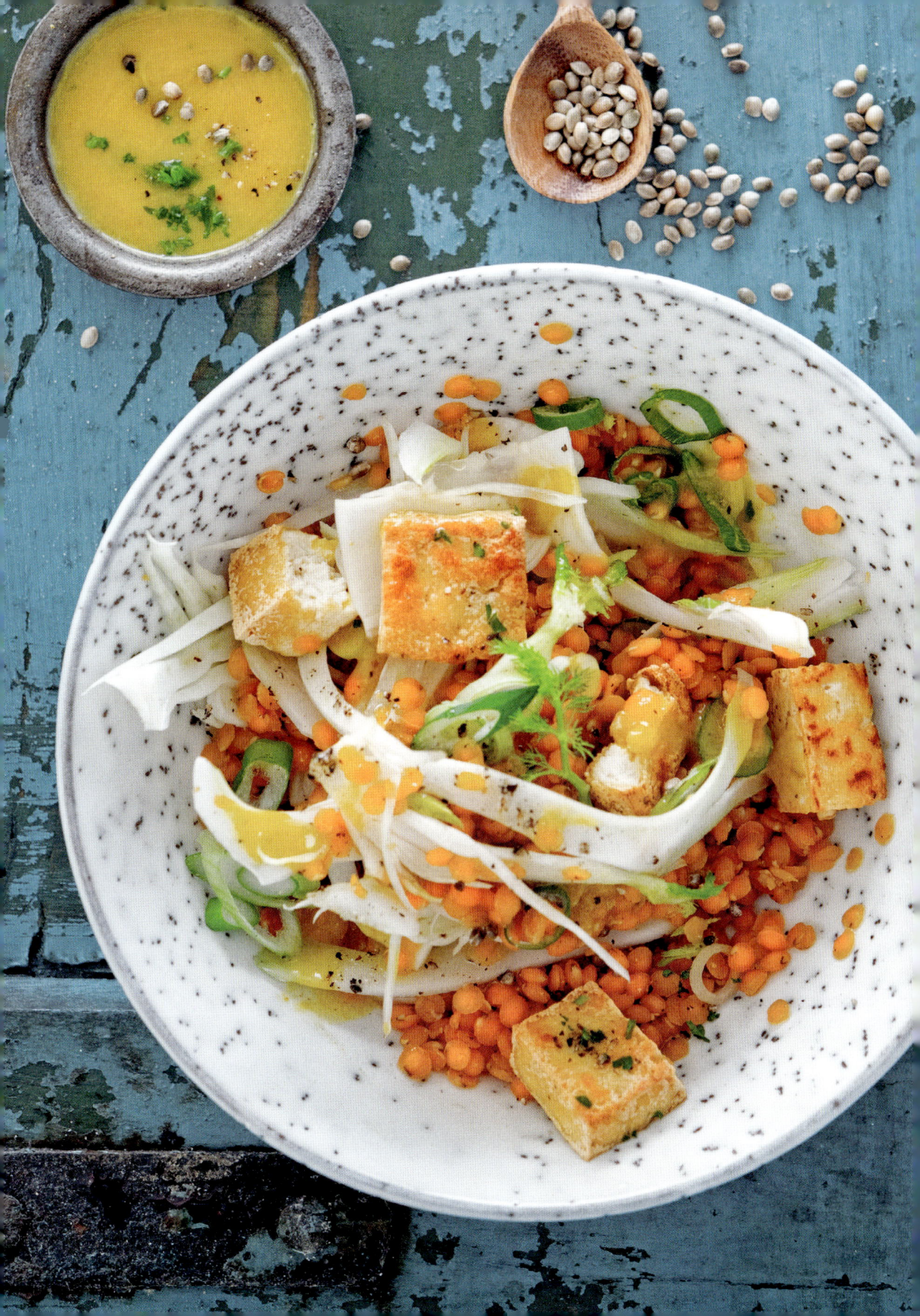

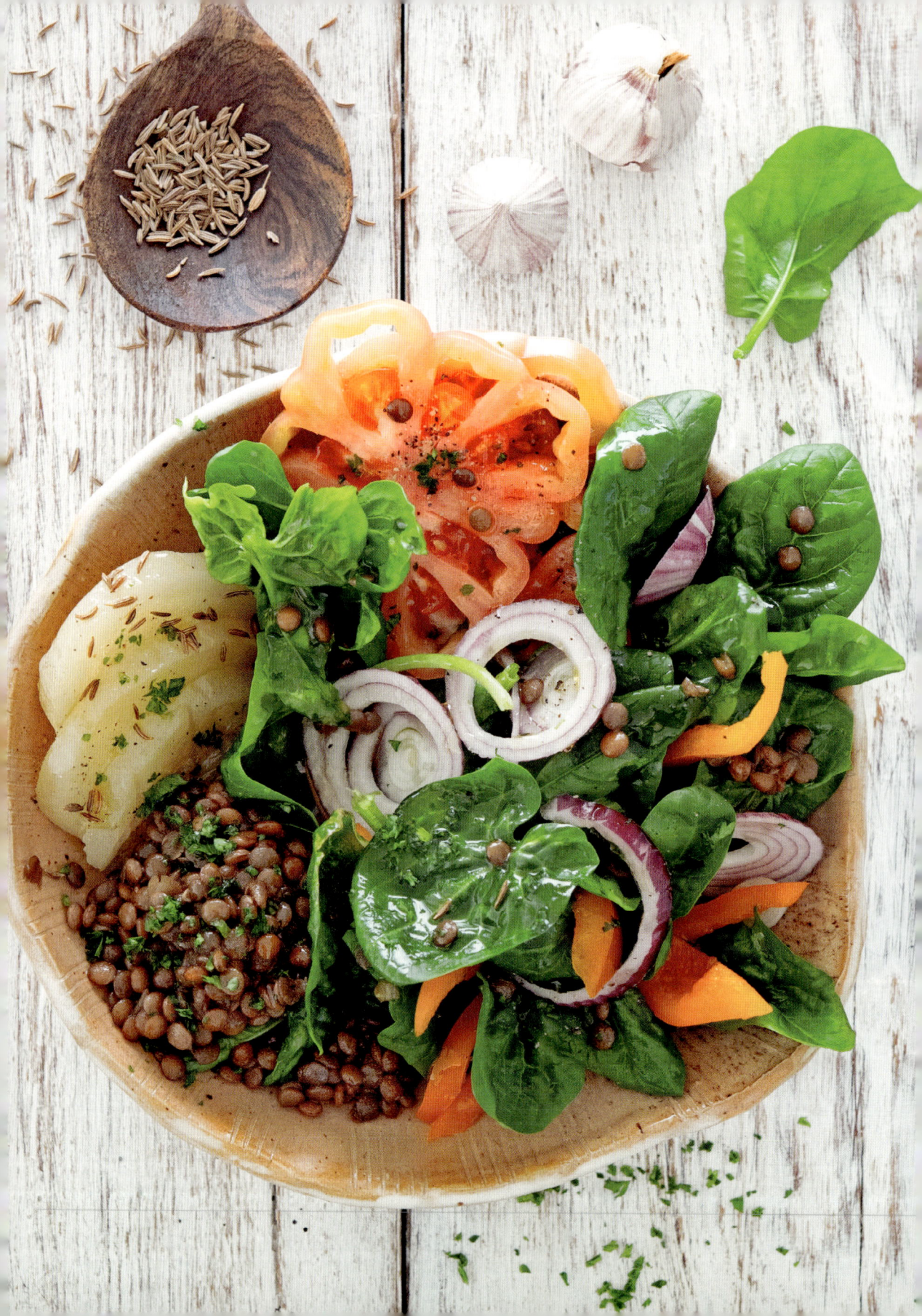

TOMATEN-SPINAT-SALAT MIT HARZER

ZUTATEN FÜR 1 PERSON
- 40 g Berglinsen oder rote Linsen
- Salz
- 75 g Babyspinat (Kühlregal)
- 200 g Tomaten
- 1 Paprikaschote
- 1 rote Zwiebel
- 1 Knoblauchzehe
- 200 g Harzer Käse
- 2 EL Weißweinessig
- Salz
- Pfeffer
- 1 TL Kümmelsamen
- 1 TL Olivenöl

Pro Person:
560 kcal
75 g Eiweiß
8 g Fett
36 g Kohlenhydrate
11 g Ballaststoffe

Pro Person
(mit Kartoffeln und Ei):
840 kcal
59 g Eiweiß
25 g Fett
36 g Kohlenhydrate
86 g Ballaststoffe

ZUBEREITUNG:

1 Die Linsen in gesalzenem Wasser nach Packungsanweisung kochen. In ein Sieb abgießen, kalt abschrecken, abtropfen und abkühlen lassen.

2 Den Spinat verlesen, waschen und trocken schleudern. Die Tomaten waschen und in Scheiben schneiden, dabei die Stielansätze entfernen. Die Paprikaschote putzen, waschen und in dünne Streifen schneiden. Die Zwiebel und den Knoblauch schälen und in feine Scheiben schneiden. Den Harzer in Stücke schneiden.

3 Alle vorbereiteten Zutaten mischen. Essig, Salz, Pfeffer, Kümmel und Olivenöl verrühren. Abschmecken. Über den Salat geben.

TIPP

Wem der Salat nicht sättigend genug ist, erhöht zum Beispiel den Anteil an Gemüse (Spinat und Tomaten) oder den Anteil von Harzer Käse. Auch fertig gebratene Hähnchenbruststreifen können damit kombiniert werden, um den Eiweißgehalt weiter zu erhöhen.

RÄUCHERFORELLE MIT GURKEN-HIRSE-SALAT

ZUTATEN FÜR 1 PERSON

- 60 g Hirse
- Salz
- 200 g Salatgurke
- 2 Lauchzwiebeln
- 50 g Rucola oder Babyspinat (Kühlregal)
- 2 EL Zitronensaft
- 1 EL Gemüsebrühe
- 1 EL Kapern
- 10 g Chiasamen
- 2 EL gehackte Petersilie
- 1 TL Olivenöl
- Pfeffer
- 200 g geräuchertes Forellenfilet

Pro Person:
610 kcal
53 g Eiweiß
18 g Fett
52 g Kohlenhydrate
10 g Ballaststoffe

ZUBEREITUNG:

1 Die Hirse in gesalzenem Wasser nach Packungsanweisung kochen. In ein Sieb abgießen, kalt abschrecken und abtropfen lassen.

2 Die Gurke schälen und in kleine Stücke schneiden. Die Lauchzwiebeln putzen, waschen und in Ringe schneiden. Den Rucola oder den Spinat verlesen, waschen und trocken schleudern. Gurke, Lauchzwiebeln, Rucola und Hirse mischen.

3 Zitronensaft, Brühe, Kapern, Chiasamen, Petersilie und Öl in einen Rührbecher geben und fein pürieren. Mit Salz und Pfeffer abschmecken. Das Dressing über den Salat geben und gut vermischen. Das Forellenfilet in Stücke teilen und auf dem Salat anrichten.

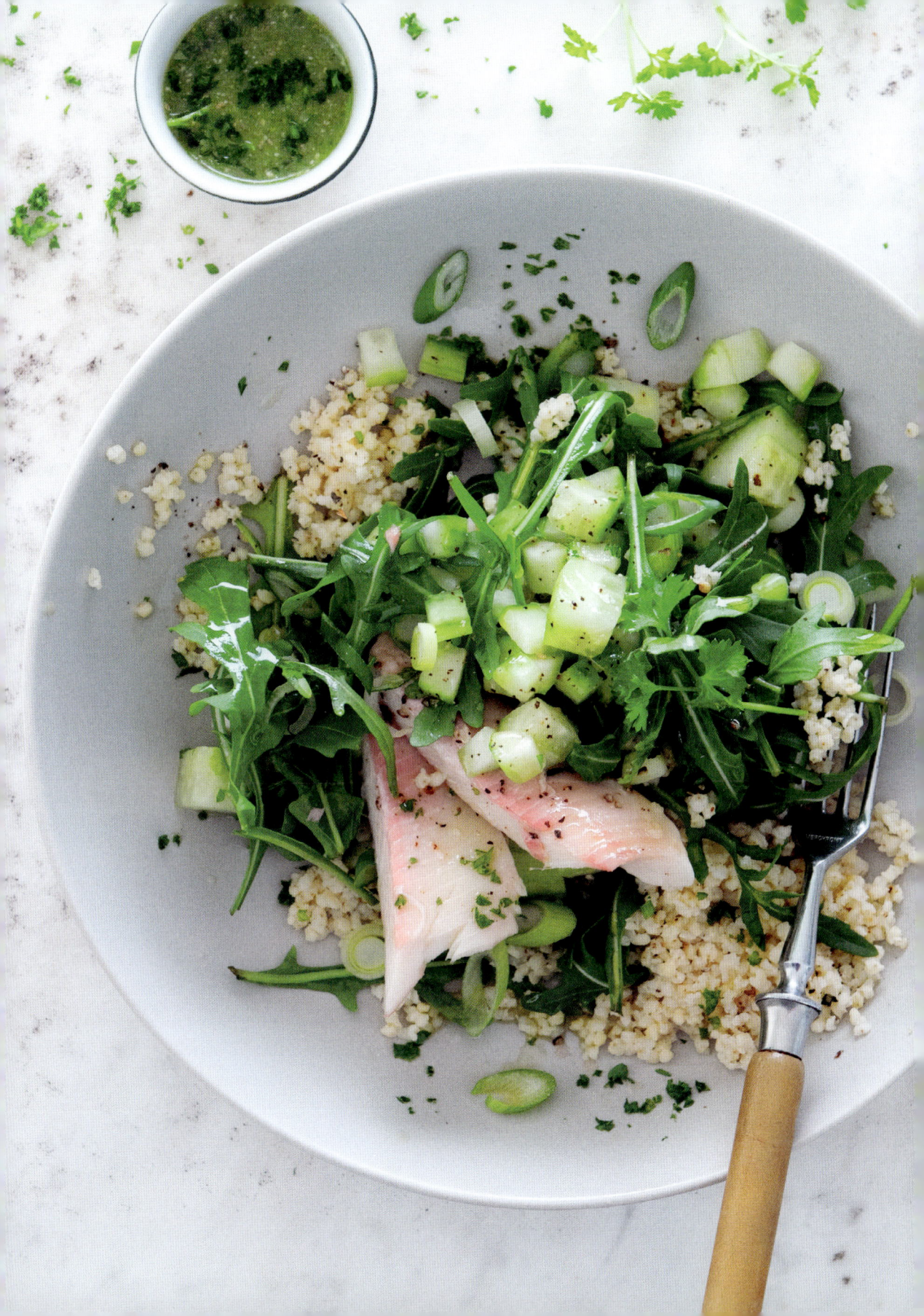

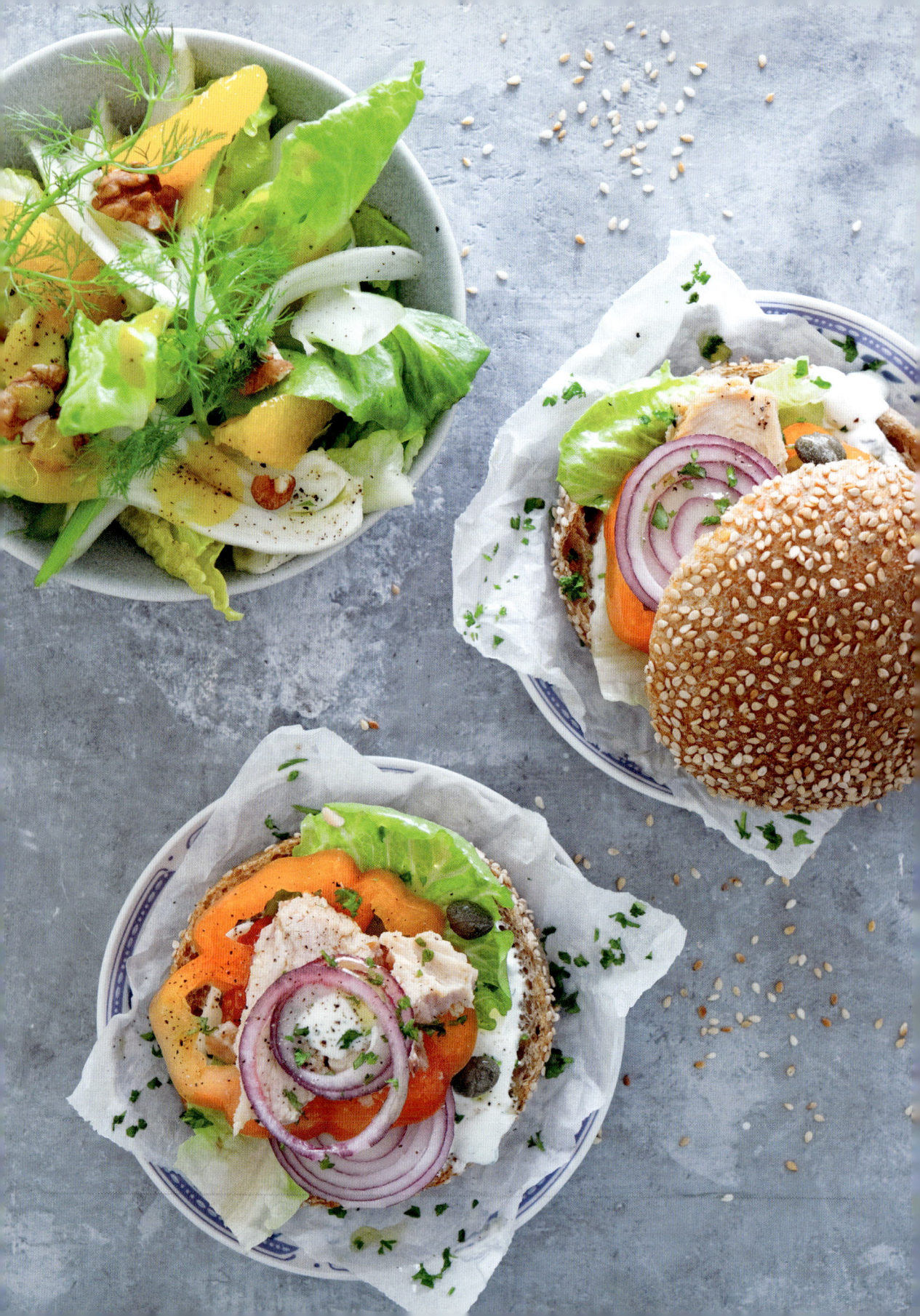

THUNFISCHBURGER MIT FENCHEL-ORANGEN-SALAT

ZUTATEN FÜR 1 PERSON

- 1 Fenchelknolle
- 1 Orange
- 1 EL Weißweinessig
- ½ TL mittelscharfer Senf
- Salz
- Pfeffer
- Öl
- 10 g Walnusskerne
- 1 Dose Thunfisch naturell (150 g Abtropfgewicht)
- 1 rote Zwiebel
- 1 Tomate
- 2–3 Blätter Kopfsalat
- 2 EL Skyr (40 g)
- 1 TL Kapern
- 1 TL eingelegter grüner Pfeffer
- 1 Vollkornbrötchen

Pro Person:
500 kcal
50 g Eiweiß
9 g Fett
46 g Kohlenhydrate
11 g Ballaststoffe

ZUBEREITUNG:

1 Die Fenchelknolle putzen, waschen und in feine Streifen schneiden. Die Orange so dick schälen, dass die weiße Haut mit entfernt wird. Die Filets zwischen den Trennwänden herausschneiden, den Saft dabei auffangen. Fenchel und Orange mischen. Aufgefangenen Orangensaft, Essig, Senf, Salz, Pfeffer und Öl verrühren. Abschmecken. Über den Salat geben. Die Walnusskerne darüberstreuen.

2 Den Thunfisch abtropfen lassen und etwas zerpflücken. Die Zwiebel schälen und in feine Ringe schneiden. Die Tomate waschen und in Scheiben schneiden, dabei die Stielansätze entfernen. Die Salatblätter waschen und trocken tupfen.

3 Den Skyr mit Kapern und Pfeffer verrühren. Das Brötchen halbieren und das Unterteil mit Skyr bestreichen. Den Thunfisch daraufgeben. Mit Zwiebel, Tomate und Salatblättern belegen. Das Oberteil darauflegen und etwas andrücken. Oder einfach beide Brötchenhälften belegen. Den Salat dazu essen.

TIPP

Um eine kalorienärmere Low-Carb-Variante zu genießen, kann man das Brötchen auch durch Salat ersetzen.

PUTEN-CARPACCIO MIT MELONE

ZUTATEN FÜR 1 PERSON

- 8 dünne Scheiben geräucherte Putenbrust (à 20 g)
- ½ kleine Melone (z. B. Galia, ca. 400 g)
- 100 g Salatgurke
- 1 Paprikaschote
- 2 EL süß-scharfe Chilisauce
- 1 EL Zitronensaft
- 1 EL gehackter Koriander
- 20 g Kürbiskerne
- 10 g Hanfsamen

Pro Person:
530 kcal
53 g Eiweiß
15 g Fett
39 g Kohlenhydrate
10 g Ballaststoffe

ZUBEREITUNG:

1 Die Putenbrustscheiben nebeneinander auf einen Teller legen. Die Melone entkernen, in Spalten schneiden und die Schale abschneiden. Das Fruchtfleisch in kleine Würfel schneiden. Die Gurke schälen, die Paprikaschote putzen, waschen und beides fein würfeln.

2 Melone, Gurke und Paprika mischen. Auf der Putenbrust anrichten. Die Chilisauce, Zitronensaft und Koriander verrühren und darüberträufeln. Mit den Kürbiskernen und den Hanfsamen bestreuen.

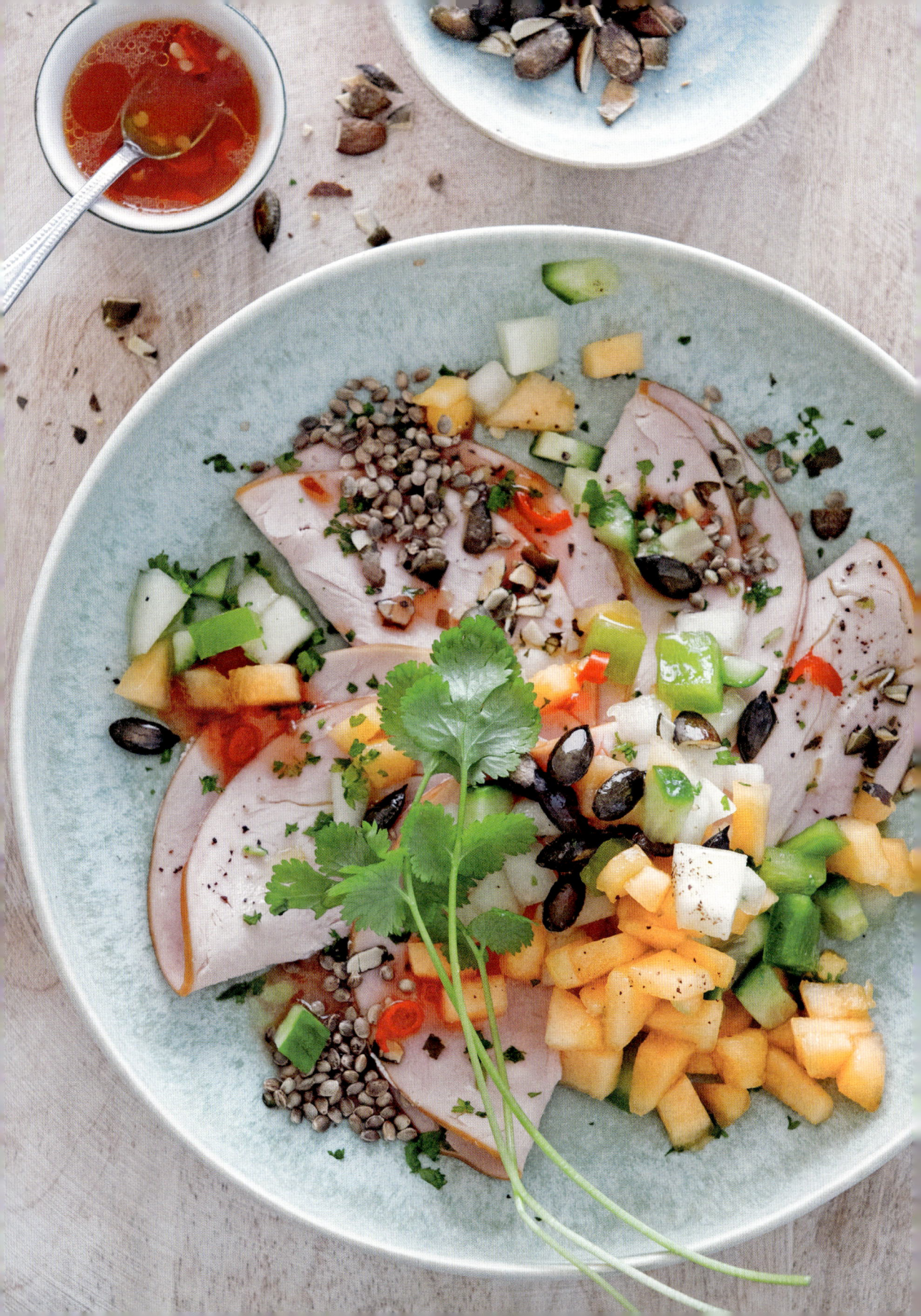

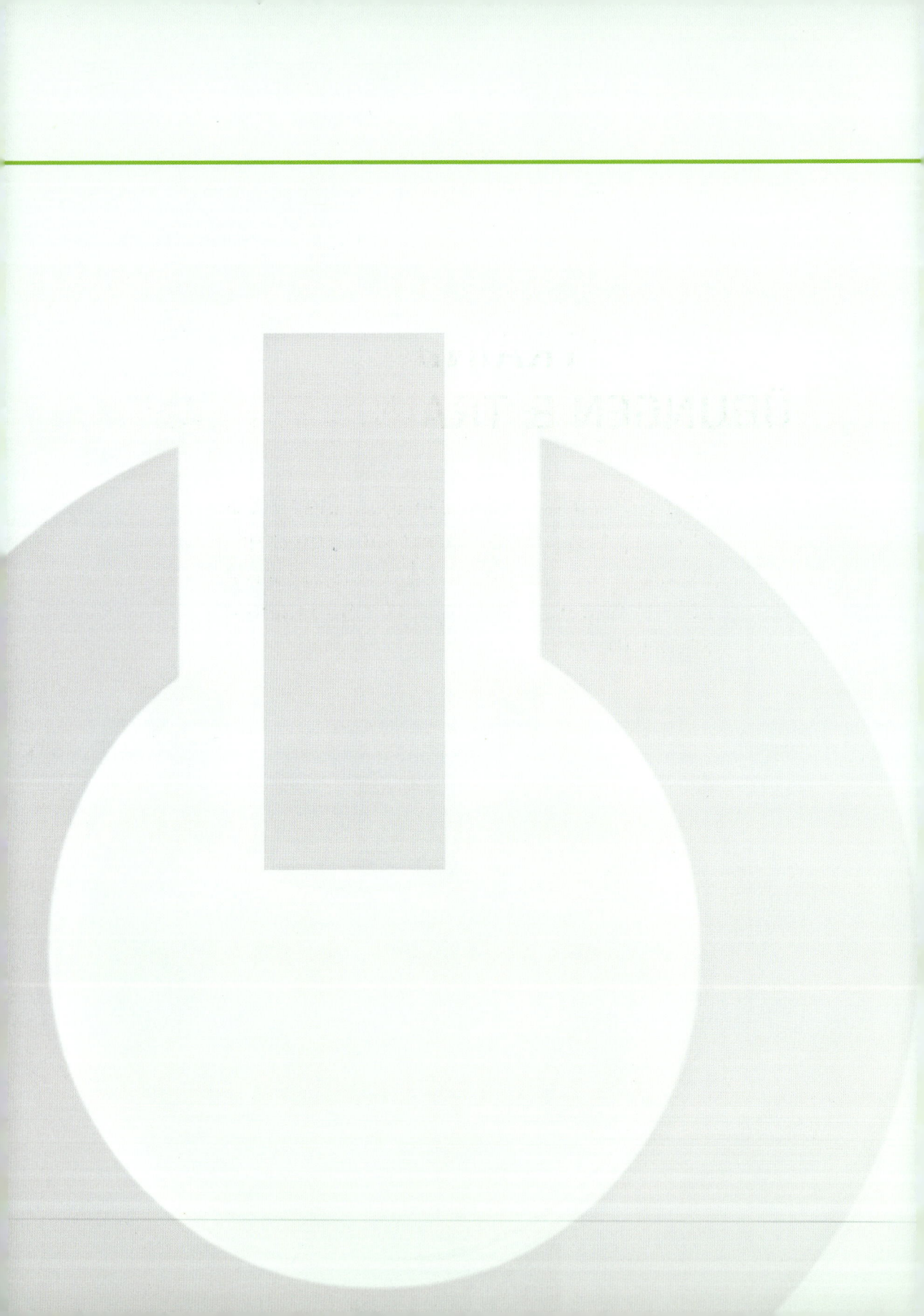

TRAINING: ÜBUNGEN & TRAININGSPLAN

Hier findest du die 3 Übungen, die ich für den Einstieg in den Kraftsport empfehle, und einen simplen Plan. Du brauchst keine neue Ausrüstung dafür und kannst sofort loslegen.

ÜBUNGEN UND TRAININGSPLAN

Hier findest du drei der besten Grundübungen. Ich habe sie ausgewählt, weil sie auch für Anfänger schnell zu lernen sind und viele Muskeln auf einmal beanspruchen. So wirst du die Übungen gut umsetzen können und vermeidest Verletzungen.

Trainingsplan

Beim Training ist es wie bei der Ernährung – regelmäßig das Wichtige richtig zu machen ist besser, als mit viel Mühe das Unwichtige falsch zu machen.

Lieber machst du also drei Übungen richtig und regelmäßig zwei- bis dreimal pro Woche als 40 verschiedene Übungen halb richtig bis zur totalen Erschöpfung nur zwei Wochen lang.

Du wirst dich mit dem richtigen Training in kurzer Zeit deutlich steigern können. Aber: Das wird dir nur auffallen, wenn du deine Trainingseinheiten festhältst. Deswegen tracke deine Trainingseinheiten unbedingt so wie im Abschnitt über Tracking ab Seite 55 beschrieben.

Diesen Trainingsplan mit nur drei Übungen kannst du ein- bis dreimal pro Woche machen:

- 3 × 5 Kniebeugen
- 3 × 5 Rudern
- 3 × 5 Liegestütze

Mit diesen drei Übungen deckst du alle großen Muskelgruppen ab. Entgegen dem Mythos, man bräuchte spezielle Übungen, um kleine, tiefer liegende Muskeln zu treffen, beteiligen diese Übungen alle diese Muskeln schon von der ersten Wiederholung an. Du solltest nicht länger als 20 Minuten für den Plan brauchen. Wenn du die Übungen abwechselnd der Reihe nach machst, kannst du sogar in 5 bis 10 Minuten fertig sein. So kannst du dir die Trainingsgewohnheit auch bei sehr wenig Zeit antrainieren. Falls es so nicht klappen sollte und du das Training immer wieder schleifen lässt, kann es für dich vielleicht besser funktionieren, zu einem für dich gut passenden Studio zu fahren.

DREI ÜBUNGEN FÜR ZU HAUSE: KNIEBEUGE, RUDERN UND LIEGESTÜTZE

Diese Übungen kannst du zu Hause lernen und später auch genauso im Studio absolvieren – sie sind eine lohnende Investition.

1. KNIEBEUGE
Mit der Kniebeuge trainierst du deine Beine, den Bauch und den Rücken.

So machst du Kniebeugen richtig:

1 Den richtigen Stand durch Ausprobieren finden.

2 Die Füße etwas mehr als hüftbreit aufstellen.

3 Dann mit geradem Rücken langsam in die Kniebeuge gehen.

Wichtig:

- Die Kniebeugen kannst du mit einem Gewicht (Kettlebell oder Hantel) in der Hand üben (»Goblet Squat«).
- Wenn du noch keinen sicheren Stand hast, kannst du die Kniebeugen auch mit Festhalten (zum Beispiel an einer Wand) trainieren.

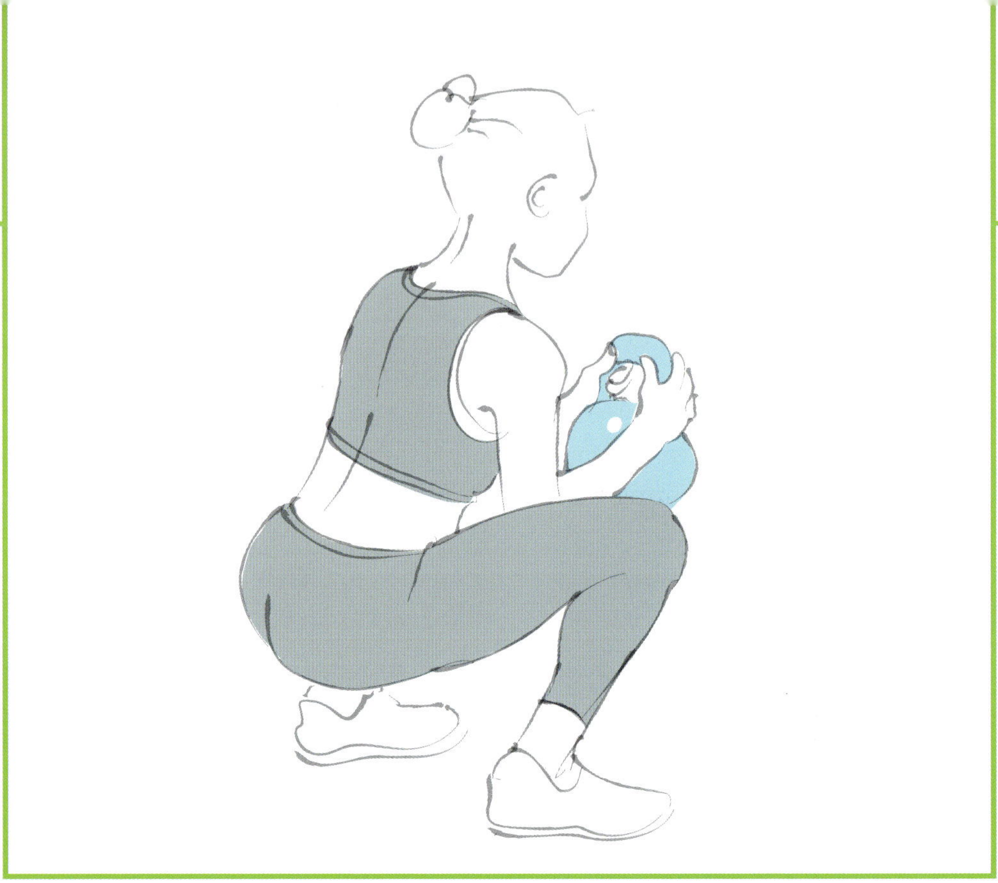

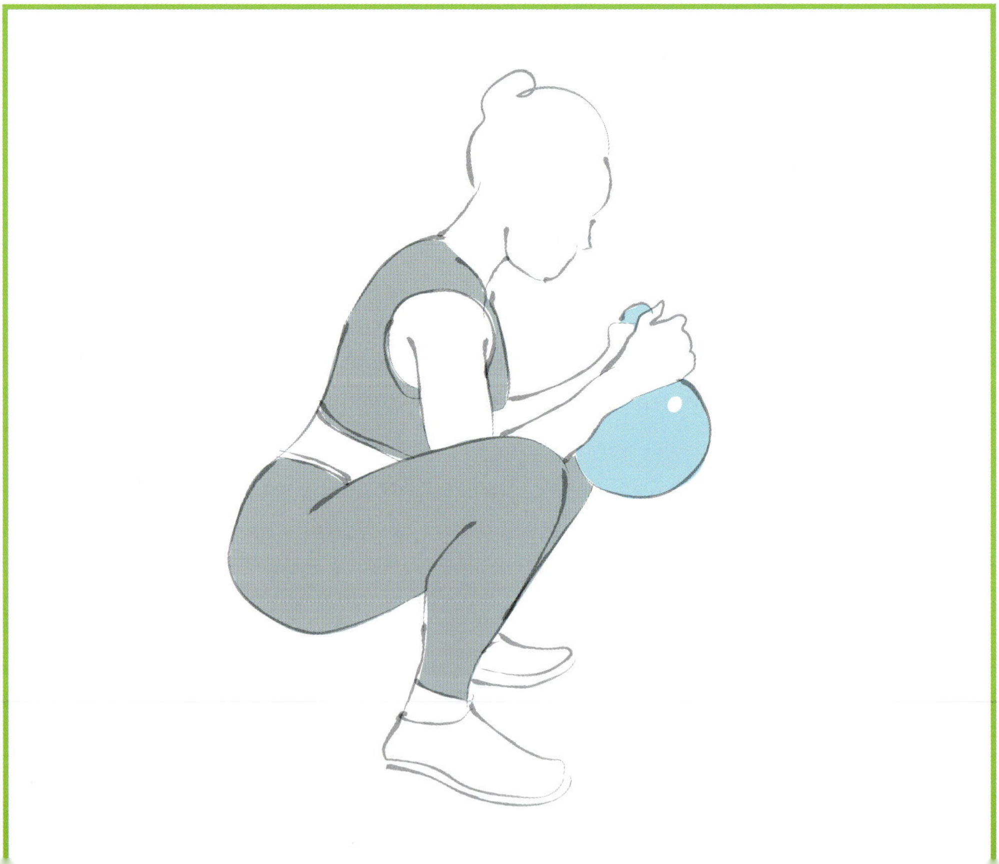

Daran merkst du, dass du keinen guten und sauberen Stand hast:

- Es drückt unangenehm vorne in der Hüfte.
- Du kommst nicht tief genug (Hüftgelenk unter Kniespitze).
- Du spürst viel Spannung im Rücken und kämpfst darum, gerade zu bleiben.

So ist es richtig:

- Du kannst dich entspannt zwischen deine Beine setzen.
- Dein Rücken bleibt ohne große Mühen gerade.

Mit dem richtigen Stand kannst du dann die Kniebeuge wie folgt machen:

- Nimm ein Gewicht (Kettlebell, Kurzhantel oder Gewichtsscheibe) in die Hand.
- Geh in die Kniebeuge.

Darauf ist zu achten:

- Deine Knie sollten nicht wegkippen, sondern deinen Fußspitzen folgen. Drücke die Knie bewusst nach außen, wenn du merkst, dass sie nach innen fallen.
- Deine Füße sollten flach auf dem Boden bleiben.
- Geh nur so tief, wie du den Rücken gerade halten kannst.

Eine ausführliche Anleitung zur Kniebeuge findest du auch auf meiner Website drdotzauer.de/aa.

2. RUDERN

Beim Rudern trainierst du die Muskulatur des Rückens, die im modernen Alltag meist stark vernachlässigt wird.

Hier sind zwei Optionen für zu Hause:

- mit Handtuch,
- mit einem Gummiband (am eigenen Körper oder Türhaken etc.).

Die richtige Übungsausführung beim Rudern ist ganz simpel:

- Greife das Handtuch, die Stange, das Band oder die Kante.
- Ziehe das Gewicht zu dir (schnell!).
- Halte die Spannung in der Endposition für eine Sekunde.
- Komme kontrolliert wieder zurück in die Ausgangsposition.
- Dabei ziehst du die Schulterblätter ganz bewusst nach hinten und unten zusammen.

Eine ausführlichere Anleitung zu verschiedenen Ruder-Varianten findest du im Bonusbereich auf meiner Website unter drdotzauer.de/aa.

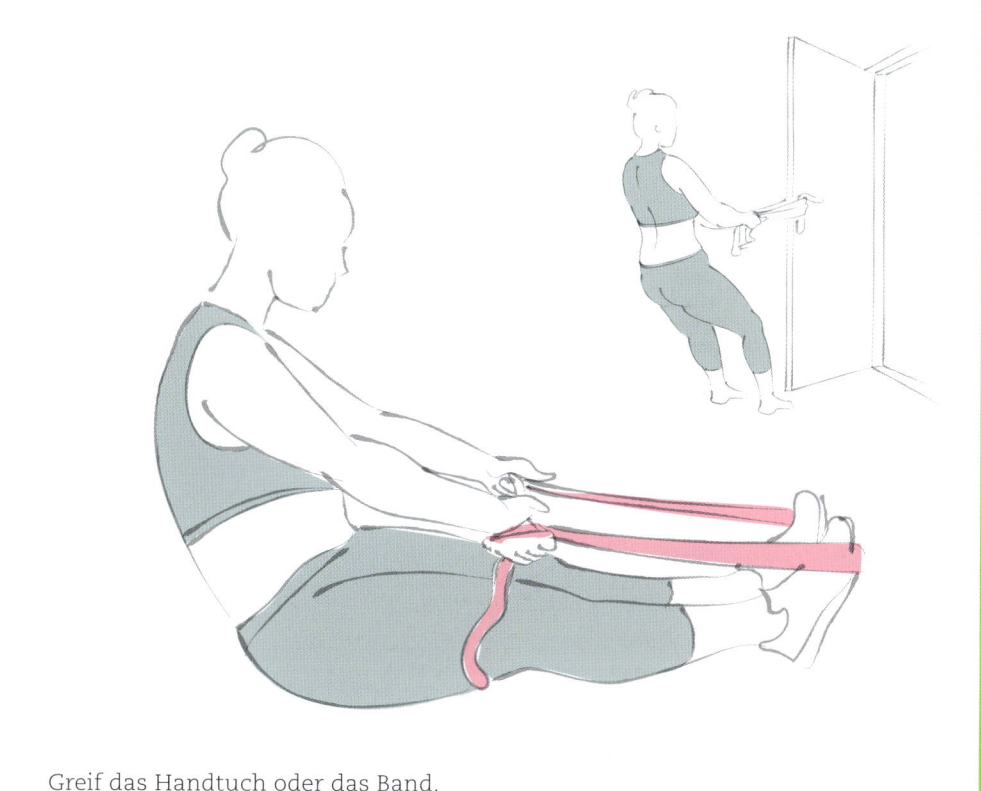

Greif das Handtuch oder das Band.

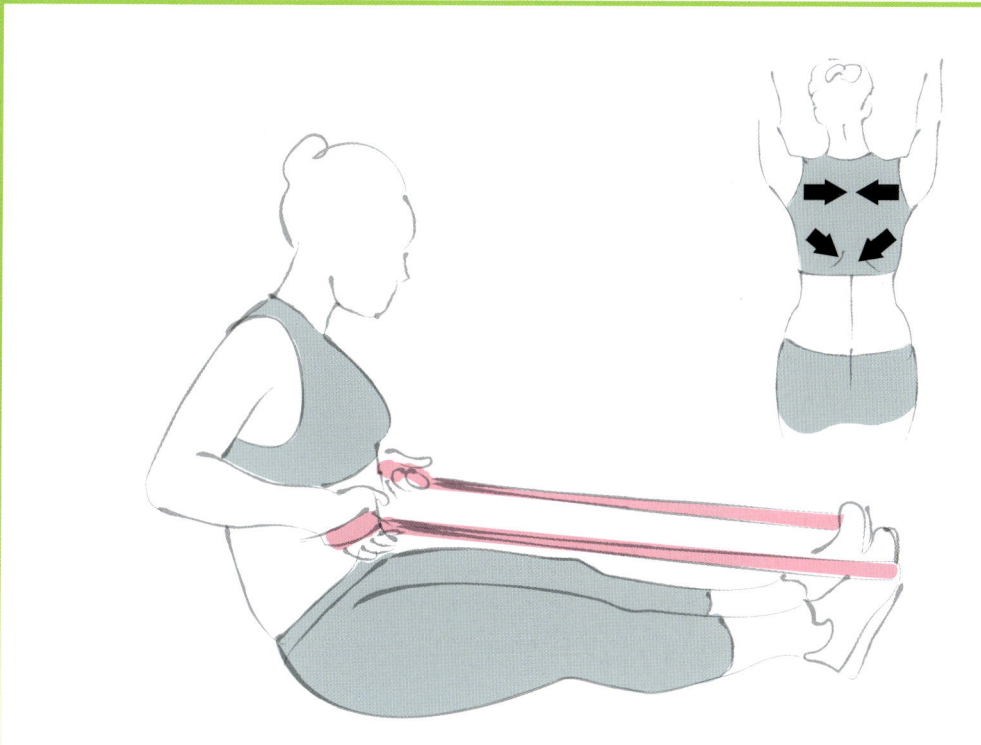

Zieh es schnell zu dir und achte darauf die Schulterblätter nach hinten und unten zusammenzuziehen.

3. LIEGESTÜTZE

Mit Liegestützen deckst du die gesamte Druckmuskulatur des Oberkörpers ab, wie die hinteren Oberarme, Schultern und Brust.

Ausführung:

- Die Hände sind schulterbreit auf dem Boden aufgestellt.
- Die Oberarme sollten von oben gesehen circa in einem 45-Grad-Winkel vom Torso abstehen (in der tiefsten Position).
- Der Kopf ist in einer Linie mit der Wirbelsäule (»neutrale Wirbelsäule«) wie beim Kreuzheben.
- Berühre den Boden unten mit deiner Brust, nicht mit dem Kopf.

Fang mit der leichtesten Variante an: Mache die Liegestütze gegen eine Wand. Um dich dann zu steigern, setze die Hände nach und nach immer tiefer auf: an einem Tisch, auf eine Bank, auf einer kleinen Erhöhung (zum Beispiel Liegestützgriffe) und schließlich bist du am Boden angelangt und schaffst die klassische Variante.

Eine ausführliche Anleitung zu Liegestützen findest du im Bonusbereich. drdotzauer.de/aa.

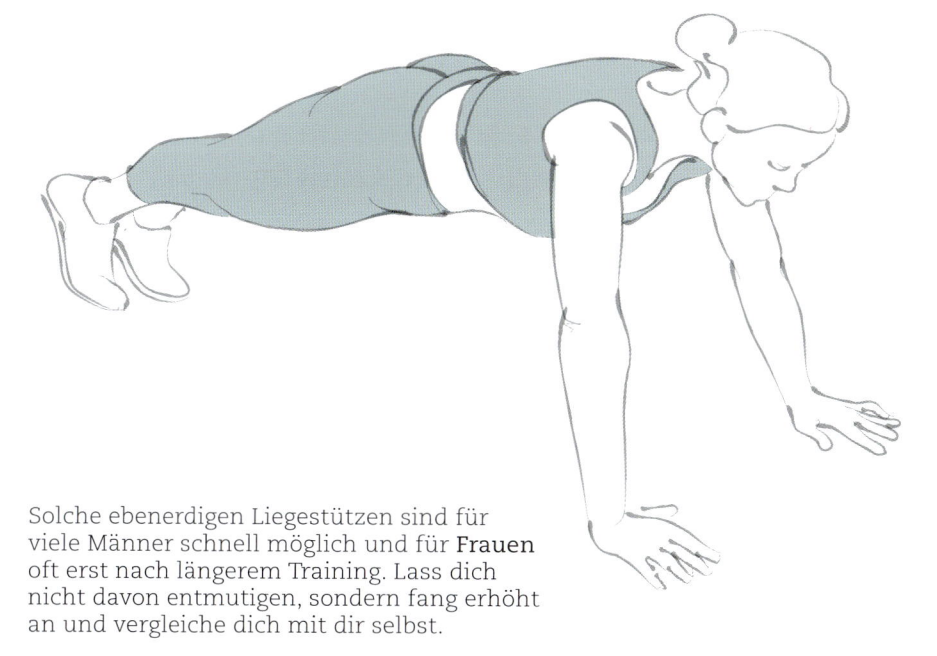

Solche ebenerdigen Liegestützen sind für
viele Männer schnell möglich und für **Frauen**
oft erst nach längerem Training. Lass dich
nicht davon entmutigen, sondern fang erhöht
an und vergleiche dich mit dir selbst.

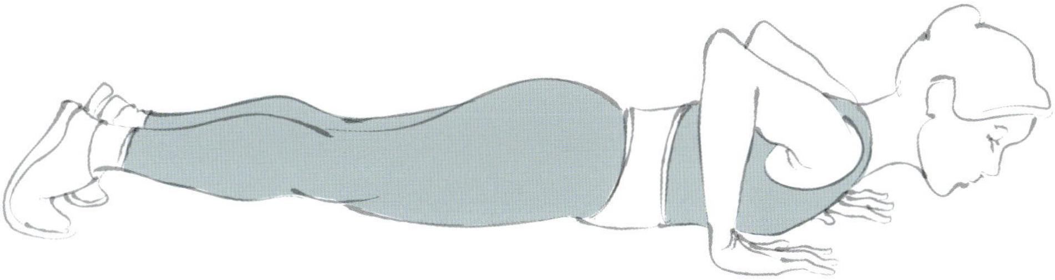

CHECKLISTE & ARBEITSBLATT:
DIE RICHTIGE ERNÄHRUNG

Mit dieser Checkliste kannst du deine eigene Ernährung überprüfen und so rausfinden, warum du zum Beispiel nicht satt bist, nicht abnimmst oder dich müde, schlapp und kaputt fühlst.

❑ Kaloriendefizit sicherstellen: 20 % unter deinem Verbrauch

- Das Defizit reduzieren (Kalorienzufuhr erhöhen), wenn du zu viele Nebenwirkungen (Müdigkeit, Kraftverlust etc.) spürst, oder etwas erhöhen, wenn es dir gut geht und du schneller abnehmen möchtest.

- Dein Defizit erhöhen (Kalorienzufuhr senken), wenn du seit drei Wochen nicht abnimmst.

❑ Protein: mindestens 2 Gramm pro Kilo Körpergewicht

- Bei einem hohen Körperfettanteil: mit deiner Magermasse rechnen.

❑ Gemüse: 10 Gramm pro Kilo Körpergewicht

- Bei einem hohen Körperfettanteil: mit deiner Magermasse rechnen.

❑ Fett: mindestens 0,6 Gramm pro Kilo Körpergewicht

Deine Magermasse errechnest du, indem du deinen Körperfettanteil von deinem Gesamtgewicht abziehst. Es ist dein »fettfreies« Körpergewicht.

Deine errechneten Werte:

Kalorien: _____ kcal
Protein: _____ g
Fett: _____ g
Gemüse: _____ g

Wie viel isst du tatsächlich?

Kalorien: _____ kcal
Protein: _____ g
Fett: _____ g
Gemüse: _____ g

Welche Werte sind noch nicht wie empfohlen?

_____

_____

Wie könntest du dich den empfohlenen Werten nähern?

_____

_____

REGISTER

Eiweißzufuhr 35, 38f., 46, 96, 102, 128
  - Formel 39
emotionales Essen 71f., 98, 106
Ernährungstagebuch 49, 55

Familie 18, 112f.
Fett
  - Körperfett 30, 35, 37, 39f., 49, 65ff., 69, 87ff., 93, 98, 103, 110
  - Nahrungsfett 41, 47f., 51f., 56, 68, 78, 91, 95, 103ff., 120, 126, 130f.
Fitnessstudio 21, 40, 62, 81f., 110
Fortschritt 29, 31, 61, 90, 93f.
Fressattacken 11, 16, 52, 68, 71f., 80, 91, 95f., 98f., 126
Frust 9, 11f., 48, 52, 62, 69, 72, 74, 83, 90, 98, 106, 119

Gefühle 26, 50, 61, 72, 84ff., 106–111, 113
Gemüse 34, 41, 46, 51, 53, 68, 85, 89, 91, 96f., 102f., 115, 120, 128, 130
Gene/Genetik 12f., 92f.
Gewichtsschwankungen 30, 58
Gewohnheiten 8, 13, 20f., 26, 32, 35, 60–64, 74, 116f., 119, 156
Ghrelin 103
Glykogen 30, 103, 104
Grenzen ziehen 113
Grundumsatz 38, 96

Heißhunger 95, 97ff.
HIIT 97f.
Hormone 52, 91f., 103
  - Schilddrüse 92
  - Schlafhormon 52
  - Stresshormon 48, 88

ANMERKUNGEN

[1] Hofmann W, Baumeister RF, Förster G, Vohs KD, Everyday temptations: an experience sampling study of desire, conflict, and self-control. *Journal of Personality and Social Psychology* 2012; 102 (6): 1318–1335; doi:10.1037/a0026545,
https://www.ncbi.nlm.nih.gov/m/pubmed/22149456/

[2] Wood, Joanne V, et al., Positive Self-Statements: Power for Some, Peril for Others, *Psychological Science*, Vol. 20, No. 7, Juli 2009, S. 860–866; doi:10.1111/j.1467-9280.2009.02370.x,
https://journals.sagepub.com/doi/abs/10.1111/j.1467-9280.2009.02370.x

[3] Strasser B, Spreitzer A, Haber P, Fat loss depends on energy deficit only, independently of the method for weight loss. *Annals of Nutrition and Metabolism* 2007; 51 (5): 428–432; doi:10.1159/000111162,
https://pubmed.ncbi.nlm.nih.gov/18025815/

[4] Golay A, Allaz AF, Ybarra J et al., Similar weight loss with low-energy food combining or balanced diets. *International Journal of Obesity and Related Metabolic Disorders* 2000; 24 (4): 492–496; doi: 10.1038/sj.ijo.0801185,
https://www.ncbi.nlm.nih.gov/pubmed/10805507

[5] Golay A, Allaz AF, Morel Y, de Tonnac N, Tankova S, Reaven G, Similar weight loss with low- or high-carbohydrate diets. *American Journal of Clinical Nutrition* 1996; 63 (2):174–178; doi:10.1093/ajcn/63.2.174,
https://www.ncbi.nlm.nih.gov/pubmed/8561057

[6] Heilbronn LK, Noakes M, Clifton PM, Effect of energy restriction, weight loss, and diet composition on plasma lipids and glucose in patients

with type 2 diabetes. *Diabetes Care* 1999; 22 (6): 889–895; doi:10.2337/ diacare.22.6.889, https://www.ncbi.nlm.nih.gov/pubmed/10372237

[7] Leibel RL, Hirsch J, Appel BE, Checani GC, Energy intake required to maintain body weight is not affected by wide variation in diet composition. *American Journal of Clinical Nutrition* 1992; 55 (2): 350–355; doi: 10.1093/ ajcn/55.2.350, https://www.ncbi.nlm.nih.gov/pubmed/1734671

[8] Noakes M, Keogh JB, Foster PR, Clifton PM, Effect of an energy-restricted, high-protein, low-fat diet relative to a conventional high-carbohydrate, low-fat diet on weight loss, body composition, nutritional status, and markers of cardiovascular health in obese women. *American Journal of Clinical Nutrition* 2005; 81 (6): 1298–1306; doi:1 0.1093/ajcn/81.6.1298, https://www.ncbi.nlm.nih.gov/pubmed/15941879

[9] Luscombe-Marsh ND, Noakes M, Wittert GA, Keogh JB, Foster P, Clifton PM, Carbohydrate-restricted diets high in either monounsaturated fat or protein are equally effective at promoting fat loss and improving blood lipids. *American Journal of Clinical Nutrition* 2005; 81 (4): 762–772; doi: 10.1093/ ajcn/81.4.762, https://www.ncbi.nlm.nih.gov/pubmed/15817850

[10] Gardner CD, Trepanowski JF, Del Gobbo LC et al., Effect of Low-Fat vs Low-Carbohydrate Diet on 12-Month Weight Loss in Overweight Adults and the Association With Genotype Pattern or Insulin Secretion: The DIETFITS Randomized Clinical Trial [published correction appears in *JAMA*, 3. April 2018; 319 (13): 1386] [published correction appears in *JAMA*, 14. April 2018, 319 (16): 1728]. *JAMA* 2018; 319 (7): 667–679; doi: 10.1001/jama.2018.0245, https://www.ncbi.nlm.nih.gov/pmc/articles/PMC5839290/

[11] https://www.ncbi.nlm.nih.gov/pubmed/19110395

[12] http://www.behaviormodel.org/motivation.html

[13] Neal, David T et al., Habits—A Repeat Performance, *Current Directions in Psychological Science*, Vol. 15, No. 4, Aug. 2006, S. 198–202; doi: 10.1111/j.1467-8721.2006.00435.x,
https://journals.sagepub.com/doi/10.1111/j.1467-8721.2006.00435.x

[14] Greenberg I, Stampfer MJ, Schwarzfuchs D, Shai I, DIRECT Group. Adherence and success in long-term weight loss diets: the dietary intervention randomized controlled trial (DIRECT), *Journal of the American College of Nutrition* 2009; 28 (2): 159–168;
doi:10.1080/07315724.2009.10719767,
https://www.ncbi.nlm.nih.gov/pubmed/19828901

[15] Nackers LM, Ross KM, Perri MG, The association between rate of initial weight loss and long-term success in obesity treatment: does slow and steady win the race?, *International Journal of Behavioral Medicine* 2010; 17 (3): 161–167; doi: 10.1007/s12529-010-9092-y,
https://www.ncbi.nlm.nih.gov/pmc/articles/PMC3780395/

[16] Unick JL, Neiberg RH, Hogan PE et al., Weight change in the first 2 months of a lifestyle intervention predicts weight changes 8 years later, *Obesity* (Silver Spring) 2015; 23 (7): 1353–1356; doi: 10.1002/oby.21112,
https://www.ncbi.nlm.nih.gov/pubmed/26110890

[17] A-Tjak JG, Davis ML, Morina N, Powers MB, Smits JA, Emmelkamp PM, A meta-analysis of the efficacy of acceptance and commitment therapy for clinically relevant mental and physical health problems. *Psychotherapy and Psychosomatics* 2015; 84 (1): 30–36; doi: 10.1159/000365764,
https://www.ncbi.nlm.nih.gov/pubmed/25547522

[18] Michael JA, Wohl, Timothy A, Pychyl, Shannon H. Bennett, I forgive myself, now I can study: How self-forgiveness for procrastinating can reduce future procrastination, *Personality and Individual Differences*, Vol. 48, Issue 7, 2010, 803–808, ISSN 0191-8869, https://www.sciencedirect.com/science/article/pii/S0191886910000474

[19] Nedeltcheva AV, Kilkus JM, Imperial J, Schoeller DA, Penev PD, Insufficient sleep undermines dietary efforts to reduce adiposity, *Annals of Internal Medicine* 2010; 153 (7): 435–441; doi: 10.7326/0003-4819-153-7-201010050-00006, https://www.ncbi.nlm.nih.gov/pmc/articles/PMC2951287/

LITERATUR

Fear, Georgie (2015). *Lean habits for lifelong weight loss.*

Guyenet, Stephan J. (2017). *The Hungry Brain: Outsmarting the Instincts That Make Us Overeat.*

IMPRESSUM

1. Auflage 2020

© 2020 by Südwest Verlag, einem Unternehmen der Penguin Random House Verlagsgruppe GmbH, Neumarkter Straße 28, 81673 München

HINWEISE

PROJEKTLEITUNG: Jascha Brunnhuber

REDAKTION: Susanne Schneider

COVERGESTALTUNG: Vera Schlachter, Veruschkamia, München

BILDNACHWEIS:

  Christian M. Weiss: 17, 81, 93, 158-163

  Dr. Dominik Dotzauer: 10, 36, 114

  Rezeptfotos: 134-153

  Foodfotografie: Udo Einenkel

  Foodstyling: Udo Einenkel und Roland Göbel

SATZ & DTP: www.layer-cake.de, Jürgen Kiermeier, Glonn

HERSTELLUNG: Elke Cramer

DRUCK UND BINDUNG: Alcione Litotipografia S.r.l., Lavis

Printed in Italy

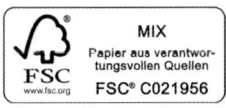

Penguin Random House Verlagsgruppe FSC® N001967

ISBN: 978-3-517-09910-1

www.suedwest-verlag.de